テーマティック・アナリシス法
Thematic Analysis

インタビューデータ分析のためのコーディングの基礎

土屋雅子 著 Miyako Tsuchiya

ナカニシヤ出版

はじめに

　近年，質的研究法は，徐々に医療系や心理学といった量的研究法を得意とする学術分野で市民権を得つつあると感じています。そして，質的研究法，とりわけ質的分析に関する書籍は，以前と比較して充実してきているように思います。しかし，一つ一つの質的分析方法を学び，実際に収集したデータでその分析法を使いこなすようになるのには大変な労力と時間が必要であるとも感じています。

　量的分析を用いる人からは，「私はこの分析しかできないからこれしか使わない」ということを聞きませんが（よほど高度な統計解析手法を除いては多くの者がさまざまな手法を使い分けることができる，と私は思っています），質的分析を用いる人は，自身が習得した分析方法のみを用いることを好むなあと思ってきました。これが，自身の哲学的立ち位置によるものであればよいのですが，他の分析方法はわからないからという理由であることもしばしばです。このような状況では，研究目的に見合った分析方法を選び取るという，研究の基本的な姿勢が揺らいでしまうと考えていました。そこで，質的研究，特にインタビュー調査をこれから始めようと考えている学生，臨床家，若手研究者などを対象に，質的分析方法のバリエーションを増やすお手伝いができればという思いから，本書は企画されました。すでに，他の質的分析方法を身につけている方にも，コーディング方法や結果の解釈の仕方などは参考になるのではないかと思っています。

　本書では，国外でよく用いられるテーマティック・アナリシス法（Thematic analysis 法：以下 TA とする）という分析手法を紹介しています。本書の構成ですが，第 1 章では質的研究について概観し，第 2 章では質的調査実施前に準備しておくことを詳述しました。第 3 章で，ボヤツィス（Boyatzis, R. E.）が提案している TA 法を中心に解説し，第 4 章～第 6 章にかけて，学術論文に

掲載されている研究を実例とし，①演繹的 TA，②帰納的 TA，③ハイブリッドアプローチ（帰納的 TA と演繹的 TA の 2 段階）の 3 つの手法をそれぞれ解説しています。第 7 章では，図表を用いた結果のまとめ方や語りを用いた結果のまとめ方を紹介し，第 8 章では，結果の解釈の仕方の例を示しました。特に第 5 章と第 6 章は，私の調査研究を例にとり，どのように考えコーディングを行い，インタビューデータをまとめていったのかといったプロセスを反映させた内容になっています。

私と TA との出会いですが（2013年の質的心理学フォーラム特集号[1]でご紹介する機会がありました），イギリスにありますサウスハンプトン大学院に留学していた時に，本書で紹介していますボヤツィスの TA に関する書籍をスーパーバイザーに手渡されたことがきっかけです。「コーディングの基礎だから」という言葉とともに手渡されたのですが，イギリスで学位を取得してからずいぶんと年月が経っても「コーディングの基礎」という言葉が頭から離れず，日本に帰国後 TA に関する参考書を執筆したいという思いが消えませんでした。

TA が，どのようにわが国の質的研究に貢献できるのかは未知数です。というのも，ボヤツィスやその他の研究者が述べているように，TA にはがっちりとした枠組みやこうしなくてはいけないという方法論があるわけではなく，柔軟であるところが特徴だからです。しかし，質的分析が忘れがちな，コーディングや分析の厳密性については，確固たるものがあります。私自身は健康心理学をバックグランドにしていますが，健康科学の世界で質的調査研究の結果が説得力を持つためには，コーディングや分析の透明性，および厳密性が必要不可欠です。読者の方々の専門性，質的調査結果の臨床応用などを勘案して，TA の応用可能性を考えていただき，また発展させていただけますと，筆者としてこのうえない喜びです。

最後になりましたが，本書の執筆にあたりたくさんの方々のご支援をいただきました。特に，TA の書籍化の相談にのってくださいました慶應義塾大学の

---

[1] 土屋雅子（2013）．質的分析手法としての Thematic analysis と analytic rigour．質的心理学フォーラム，5, 84-85.

増田真也先生，大学院の学生の方向けTAワークショップの場を設けてくださいました立命館大学のサトウタツヤ先生，日本質的心理学会の発表に際し声をかけてくださり，私の今までの調査研究を基盤とした書籍出版を勧めてくださいましたナカニシヤ出版の宍倉由高様，そして，執筆・校正にあたりご尽力いただきましたナカニシヤ出版の山本あかね様に心から感謝いたします。

目 次

はじめに　i

第 1 章　質的研究とは …………………………………………… 1
　1．質的研究の目的とは何か　1
　2．質的研究に求められることとは何か　2
　3．質的研究者の中立性とは何か　3
　■問　題　4

第 2 章　質的調査研究実施前の心得 …………………………… 5
　1．調査実施前に決めておくことは何か　6
　2．調査実施前に獲得しておくことは何か　9
　■問　題　12

第 3 章　テーマティック・アナリシス法の概要 …………… 13
　1．テーマティック・アナリシス法とは何か　13
　2．ボヤツィスのテーマティック・アナリシス法の強みとは何か　14
　3．ボヤツィスのテーマティック・アナリシス法とは何か　15
　■問　題　26

第 4 章　演繹的 TA（Deductive thematic analysis）の実例 …… 27
　1．具体的な研究方法はどのようなものか　27
　■問　題　35

第5章　帰納的TA（Inductive thematic analysis）の実例 …… 37
1．具体的な研究方法はどのようなものか　37
■問　題　49

第6章　ハイブリッドアプローチ（Hybrid approach）の実例 …… 51
1．具体的な研究方法はどのようなものか　51
■問　題　62

第7章　結果のまとめ方 ……………………………………… 65
1．協力者の属性　65
2．協力者の語りを用いた結果のまとめ方　66
3．分析結果を数量化するまとめ方　68
■問　題　70

第8章　結果の解釈の仕方 …………………………………… 73
1．先行研究の結果との類似性を見出す方法　73
2．先行研究の結果との相違性を見出す方法　76
■問　題　76

章末問題の回答　79
あとがき　83
付　録　質的研究査読ガイドライン―RATS　85
引用文献　87
索　引　91

第1章
質的研究とは

　質的研究が扱うデータの種類は，広範囲にわたる。例えば，新聞や雑誌に掲載されている記事，質問紙に記入された自由記述，個人や集団を対象としたインタビューの逐語録，行動観察による映像等が挙げられよう。そして，これらのデータを扱う分野も，情報科学，心理学，社会学，看護学とさまざまである。このように多岐にわたる質的研究ではあるが，本章では，質的研究の目的，質的研究に求められていること，および質的研究者の役割について簡単に述べる。

1．質的研究の目的とは何か

　質的研究の目指すところとは，数値で表すことのできない事象を対象として，その意味や経験を深く理解し解釈することである。すなわち，量的研究とは異なり，目の前にいる人（例：患者）に起きていることをよりよく理解するために質的研究は実施されるといえる。それゆえに，「自然主義的，解釈的，人間主義的」（黒田, 2012, p.81）である。
　質的研究における研究上の問い（リサーチクエスチョン）は，「何を特定するか」といった性質のものではなく，その事象は「どのようにして起きたのか」といったプロセスを重視することが多い。また，人々は「どのようにして，その事象と折り合いをつけたのか」や「その事象をどのように経験していたのか」といった主観性も重視する。
　以上から，質的研究は，今まで明らかにされていない，事象の「個人的な意味，経験，プロセス」の深い理解へとつながるような研究テーマや，その意味，経験，プロセスに対する理論を生成するような研究テーマにふさわしい研究方

法といえる。

2．質的研究に求められることとは何か

　質的研究は，量的研究と比べて，実施までの約束事はあまり多くはない（土屋・齋藤，2011）。例えば，量的研究であれば，調査票の作成，対象者のサンプリングの方法，および目標対象者数の算出，統計解析手法等を，事前にきっちりと決めておく必要がある。一方，質的研究は，どちらかというと，それらについてはおおらかに構えておいた方がよい部分もある。前述したように，質的研究は，今まで明らかにされていないことを探索することが目的であるため，事前に何もかも決めてしまうと柔軟性に欠けてしまうという側面がある。量的研究のように事前準備に時間を費やすというよりは，質的研究は，インタビューなどのデータ収集やデータ分析に時間をより多く費やすといえる。

　質的研究では厳密性（rigour）が求められないかというと，そのようなことはない。インタビューなどを実施するインタビューアー（調査員）の技術や分析の技術により，データの質と分析の質を担保しなくてはならない。データの質については論じられることはあるものの（黒田，2012），分析の質，すなわち分析の厳密性について論じられることはあまりない。分析の厳密性は，多くの質的分析方法の課題であると思われるが，少なくとも分析のプロセスと分析の結果を，第3者と共有できるようにすべきであろう（分析プロセスの可視化）。そのためには，すべての分析プロセスを記録する工夫が必要となる。本書で紹介するコードブックを活用するのもよいであろうし，質的分析ソフトを活用してみるのもよいであろう。研究協力者の数や研究環境により，どちらがふさわしいかを決めるとよい。

　最後に，質的研究は，普遍性よりも，個別性や特異性に焦点をあてた研究法である。一方，量的研究は，自身のサンプルから収集したデータの分析結果が，人種や国家を超えて，広く応用できることに焦点をあてた研究法である。先述のように，質的研究は，人々の事象の解釈や意味づけ，およびそのプロセスについて探索する。「解釈」や「意味づけ」などの認知的評価や，そのプロセス

の中で起こる情動反応は，文化的影響を強く受けるとされる（Applegate & Sypher, 1988）ため，日本で実施した質的研究と，国外の質的研究からでは，異なる結果が得られることが期待される。さらに，疾病を抱えた人々にも特有の「文化」があり，その文化の中での問題点を明らかにすることも，質的研究では期待される。以上のことから，日本人を対象とした研究を実施する場合，日本文化に根ざした研究成果の発信や，疾病を抱えた人々に特有な問題点を明らかにし，支援策の検討や提案をしていくことが，質的研究，および質的研究者には求められているといえよう。

3．質的研究者の中立性とは何か

　質的研究者は，アンケートなどを用いる量的研究者とは異なり，研究協力者（以下協力者とする）を客観視することが少ないといえる。量的研究者は，例えばアンケートなどを介して，協力者との間の距離感をほどよく保つことができるが，質的研究者はそれが難しい。むしろ，協力者が存在している世界や文化を知ろうとする態度が求められ，協力者の内側から協力者の世界を見ることが肝要とされている。従って，よくいわれるように「協力者の語りから学ぶ」という姿勢が重要となる。

　先述のように，協力者の世界をよりよく理解するような試みをすると，協力者の心の状態に影響されやすくなるが，質的研究者も同じような心理状態にならないよう，ある程度の距離感を保つことが大切である。そして，質的研究者は，質的分析時においても中立的な見方ができるように訓練を積むことが大切である。その方法の1つとして，インタビュー内容を録音して，文字テキストデータへと変換し，それに対して分析を行うことが多い（King, 1996）。そして，質的分析時には必ず，自分の立ち位置を確認し，自身のインタビュー時の心の状態がデータに影響していないか，また，質的分析に影響をしていないかを自問自答しながら，分析作業を進めるよう注意を払うとよいであろう（King, 1996）。

【問題】 以下，○か×か考えてみよう（回答は79ページ）。
1．質的研究は，プロセスや主観性を大切にする。
2．質的研究は，検証型というよりは探索型の研究方法である。
3．質的研究のおいては，分析の厳密性は求められない。
4．日本固有の文化的問題を扱うのが得意なのは，量的研究である。
5．質的研究者のインタビューにおける困難さの1つは，協力者との距離感の保持である。

第2章
質的調査研究実施前の心得

　第1章でも述べたが，質的研究は，仮説を前提としないことが多いため，緻密な準備を必要とせず，比較的容易に実施可能であると思われがちである。しかし，量的研究よりも決まり事が少ないからこそ，質的研究に関する知識とインタビュー技術が十分に備わっていないと，聞きたいことが聞けなかったということになりかねない。そこで本章では，自身の準備状況を確認してもらうことを目的に，質的調査研究実施までの心得について述べる（テーマティック・アナリシス法に特化した内容は，第3章以降で解説する）。

　以下の表2－1に示した6つの質問に対して，明確に回答できるかを自問自答してもらいたい。もし，1つでも明確に回答することができなければ，第1章と本章を参考に，十分な時間を割いて準備を行うことをお勧めする。

表2－1　質的調査研究準備状況チェックリスト

① 自身の関心事に関して，先行研究で明らかになっていないことは何か。
② 自身の疑問（研究目的）に対して，なぜ質的研究を用いるのか。
③ 質的研究により導きだされる結果は，どのように社会に貢献できるのか。
④ 質的研究を行うための時間を十分に確保できるのか。
⑤ 質的研究に精通した指導者（メンター）はいるのか。
⑥ 質的データ収集のためのスキルは十分あるのか。

1. 調査実施前に決めておくことは何か

■（1）研究目的と研究協力者

まず，研究目的，つまり質的調査研究により「何を明らかにするのか」を明確に設定することが重要である。なぜなら，研究目的は，研究の軸となるものであり，この軸がぶれると研究全体が揺らぐこととなるからだ。では，どのようにして研究目的を明確にするのかを，表2-1の①〜③の質問に沿って説明する。

表2-1の①の「先行研究で明らかになっていないことは何か」を見てみよう。この質問に回答するためには，自身の関心事について，国内外の質的研究，量的研究を広く文献検索し，先行研究で明らかになっていること，および明らかになっていないことをしっかりと把握しておく必要がある。自身が知りたいと思っていたことが，先行研究からわからなかった場合に，その関心事は研究テーマとして輝きを放つことになる。また，研究テーマが決まれば，誰を研究協力者（以下協力者とする）とすべきかはおのずと絞りこまれてくる。

次に，表2-1の②の「なぜ質的研究を用いるのか」について考えてみよう。第1章で述べたように，質的研究の強みは，個人の体験やその意味の探索である。自身の関心事が，質問紙で測定する場合のように集団の平均的な体験ではなく，個別の体験であるならば，質的研究は適切な研究方法といえる。さらに，自身が知りたいことが，量的研究では答えがでないとする根拠を考えてみることも必要である。

最後に，表2-1の③の「どのように社会に貢献できるのか」であるが，これは研究意義を指す。たとえ小規模な研究であっても，協力者に調査参加を依頼する以上，研究意義を十分に吟味する必要がある。研究の意義が明確ではない研究は，研究として成立しないことを肝に銘じよう。研究分野によって研究意義に対する考え方は異なるが，例えば，健康科学の場合，協力者である患者の支援策の提案などに結び付けて考えることができるであろう。社会科学の場合には，他の研究者や臨床家と研究成果を共有することにより，協力者が抱え

ている問題を社会に提起することができるであろう。また，社会科学の中でも特に心理学の場合には，文化を加味した心理学理論の発展，あるいは新たな心理学理論の構築に寄与することができよう。

　以上3点を明確にすると，自身が行おうとしている質的調査研究の位置づけがはっきりとしてくる。そして，頭の中の整理ができたら，研究目的は必ず簡潔な一文で明文化する癖をつけよう。その中には，協力者を示す漠然とした語（例：乳がん経験者）を用いるのではなく，ある程度の取り入れ条件（例：術後1年経過した乳がん経験者）を示す語句を用いるとよい。また，目標協力者数は何名なのかも，この段階で明らかにしておくことが望ましい。

■（2）研究目的に見合った分析方法／手法とサンプリング方法

　研究目的が明文化されたところで，どの質的分析方法／手法を使用するのかについて考えておくことが重要である。なぜなら，選択する分析方法によっては，サンプリング方法が規定されていたり，データ収集を行いながら分析を行ったりするからである。ただし，研究目的に見合った分析方法を選択することは当然であるが，p.5の表2-1の④と⑤に示したように，時間的制約と自身が選択した分析方法の指導者が身近にいるのかどうかも合わせて考えることも，特に初学者には大切である。

　さて，先行研究でよく用いられている質的分析方法／手法として，①内容分析（Berelson, 1952），②グラウンデッド・セオリー（Strauss & Corbin, 1998），③解釈的現象学的分析（Smith et al., 1999），そして本書で解説する④テーマティック・アナリシス法（以下 TA とする，Boyatzis, 1998）などがある。その他，日本特有な分析方法に，KJ法（川喜田，1967）や修正版グラウンデッド・セオリー・アプローチ（木下，2003）などが挙げられよう。TA 以外の分析方法の詳細は，参考文献を参照していただくとして，上記①〜④の分析方法／手法の特徴やサンプリング方法を表2-2に示す。これらを参考にしながら，自身の研究目的に見合った分析方法／手法は何かを考えていただきたい。

表2-2 4つの質的分析方法／手法の比較

特徴	分析手法			
	CA	GTA	IPA	TA
強み	語句等の出現頻度の特定	理論（仮説）の構築	経験の意味づけ	ミックスドメソッド
分析プロセス	体系的	体系的	必ずしも体系的ではない	体系的
分析	・質的データに明示されている内容のみを分析 ・記述的	・細部にわたる継続的比較（constant comparison） ・データに則した解釈が可能	・類似性に焦点 ・データの深い解釈が可能。	・比較による類似性と相違性に着目 ・記述的，データに則した解釈，理論を用いた解釈が可能
結果のまとめ方	量的に表現	・量的に表現しない ・導きだされた仮説をモデル化	・量的に表現しない ・主観的な意味を軸に記述	・量的な表現 ・導きだされた仮説をモデル化 ・量的研究結果を補完的に表現
サンプリング方法	量的研究*と同じ	理論的サンプリング（theoretical sampling）	目的的サンプリング（purposive sampling）	・ミックスドメソッドは量的研究*と同じ ・その他は目的的サンプリング

CA，内容分析；GTA，グラウンデッド・セオリー；IPA，解釈的現象学的分析；TA，Thematic analysis. ただし，TAのミックスドメソッドは補完的方法（complementary method）である。
*無作為抽出法（random sampling）。

■（3）インタビューガイド

　量的研究（質問紙調査）の場合には，既存の質問紙を調べて自身の研究への応用可能性を熟考したり，あるいは新たに質問紙を作成したりするが，質的研究の場合には，協力者に尋ねる質問について事前に考え，インタビューガイドとしてまとめる必要がある。もちろん，先行研究の質問事項を参考にして，インタビューガイドを作ることも可能である。

　質的研究で用いられるインタビュー法は，半構造化面接（semi-structured interview），あるいは深層化面接（in-depth interview）に大別される。半構造化面接の場合，共通質問をいくつか設定し，追求質問（probing）を適宜加えながら協力者の語りへの理解を深めていくこととなる。ここで重要となるの

表2－3　インタビューセッティングのチェックリスト

① 落ち着いて話ができるか。静かであるか。
② 協力者のプライバシーの確保は十分できるか。
③ 協力者，および調査員（研究者）の安全性は確保できるか。
④ 公共交通手段が利用できる場所か。利便性はよいか。
⑤ 予約は必要か。利用料金はいくらか。
⑥ 適切な広さの場所であるか。
⑦（グループインタビューの場合）机と椅子は固定式ではないか。

が，調査員1人が複数の協力者にインタビューを行う場合であっても，複数の調査員が複数の協力者にインタビューを行う場合であっても，共通質問に関しては聞き忘れがあってはならない。それを防止するうえでも，インタビューガイドの作成は大切である。まず，核となる共通質問を設定し，インタビューの流れをシミュレーションしながら，インタビューの構成を考えるとよい。そして，協力者の語りが，研究目的から遠く離れてしまった時に本筋に戻す手助けとなる，追求質問をいくつか用意する。最後に，質的研究に精通した指導者から助言等をもらい，インタビューガイドを精錬させていくとよいであろう。

■（4）セッティング

インタビューの場所は，協力者の利便性を考えながら選択しよう。個人面接の場合には，さほど場所の選択には頭を悩ませることは多くないが，グループ面接を行う場合には，よく考えて場所の選択と準備を行う必要がある。表2－3に留意すべき点を挙げたが，これらが確保できるかを以前に確認して，インタビュー場所のセッティング（予約など）を行うことをお勧めする。

2．調査実施前に獲得しておくことは何か

■（1）ミラクルな分析方法／手法はないという認識

さまざまな分析方法／手法を身につけることはとても大切なことであるが，

質的データの質についても考えておきたい。"Garbage in, garbage out（ゴミを入れればゴミが出て来る）"という言葉を耳にしたことがあるだろうか。もともとコンピューターサイエンスで用いられた言葉であり（精度の高い機械を用いても，データが悪ければ結果も悪いという意味），量的研究で用いられることが多いが，質的研究においても同様のことがいえる（Boyatzis, 1998）。佐藤（2008）は，上記のような質のよくないデータに基づく結果を「薄い記述」と表現している。初学者はとかく分析方法／手法の習得に全精力を傾けがちであるが，はじめにデータありきであることを忘れてはならない。

次に，自身が調べようとしている研究テーマの背景をどれぐらい理解しているのかも自問自答してもらいたい。協力者の語りを理解するうえで，必要となる最低限の知識は身につけておくことが重要であろう。p.6 の「1（1）研究目的と研究協力者」で述べたように，文献検索を広く行い，文献，特に緒言（Introduction）をしっかり読み込んでいれば，おのずと研究テーマの背景を理解できるようになる。もし協力者が病気を有する者である場合には，協力者が抱えている病気の症状，診断方法，治療方法，副作用などに関する基礎知識も獲得しておく必要がある。

■（2）インタビュー技術

調査員（インタビューアー）は，協力者の話を聞く立場にあるが，手綱を完全に協力者に渡してはいけない。一般的に質的調査研究に協力してくれる者は，話したいことがたくさんあり，一度脱線すると会話がなかなか本筋に戻ってこないということもあるので注意したい。インタビューアーはある程度アサーティブである（話の腰を折らない程度に，話に切り込み自分の聞きたいことを尋ねること）必要があろう。

インタビュー技術を十分に身につけることなく，データ収集に向かう初学者が多いように思うので，十分練習を積んでからデータ収集を開始しよう。その他，コミュニケーションに関する技術，例えば関わり技法などを知り，活用できるようにしておくとよい（土屋・齋藤, 2011）。

■（3）逐語録の作成技術

　p.5の表2－1の④の「時間を十分に確保できるのか」と関連するが，インタビューの音声記録データから文字テキストデータに変換する時間も十分に見積もっておく。1対1のインタビューを40分～60分行った場合，音声をそのまま文字に起こす所要時間は約7～9時間である。これを何人分行うのか，何人で行うのか，音声をそのまま文字に起こすのか，あるいは「あー」などの意味のない言葉や笑い声などを省略するのかなどを考えて，分析開始までの時間を見積もるとよいであろう。逐語録の作成方法については，調査開始前に，学会主催の研修会などに参加して，技術を習得するとよいであろう。

■（4）トレーニングの機会

　調査開始前に，どれだけのトレーニングを積んでからデータ収集に向かうことができるだろうか。初学者であれば，少しでも不安を軽減させてから本番に臨みたいものである。トレーニングの方法の例として，質的調査研究に関心のある者同士がペアになって，10分位の短いインタビューを実施・録音し，それを実際に文字テキストデータに起こしてみてもよいであろう。あるいは，質的調査研究の経験者が進行役を務めるセミナーなどに参加し，ロールプレイなどを通して，インタビューの流れや進行役の役目，協力者視点での発言のしやすさなどを体感するのもよいであろう。p.5の表2－1の⑤に関連するが，質的調査研究の指導者が身近にいる場合には，自身が作成したインタビューガイドを用いて練習する場を設けてもらってもよいであろう。

■（5）指導者（メンター）の存在

　本節で述べたインタビューに関する技術は，指導者なくしては獲得が難しい。是非，研究立案の段階から質的研究に精通した指導者を探し，相談しながら研究計画を進めることをお勧めする。また，指導者の存在により，先述したトレーニングの機会も増えるであろう。また，指導者からのフィードバックは，インタビューガイドの精錬，インタビュー技術，および分析技術向上のためには不可欠といえる。

【問題】 以下，○か×か考えてみよう（回答は79ページ）。
1．質的調査研究の実施のための準備はとても重要である。
2．研究目的は，頭の中で思い浮かべることができれば記述しなくてよい。
3．質的研究のサンプリングは，無作為抽出法を用いることが多い。
4．インタビューは気軽にできるので，トレーニングを受ける必要はない。
5．逐語録とは，インタビューの録音データを文字テキストデータにしたものを指す。

第3章
テーマティック・アナリシス法の概要

1. テーマティック・アナリシス法とは何か

　テーマティック・アナリシス法（Thematic analysis：以下 TA とする）とは，質的分析手法の1つであり，質的データの中にパターンを見出すための体系的なプロセスである（Boyatzis, 1998）。これだけを読むと，他の分析方法，例えばグラウンデッド・セオリー（Strauss & Corbin, 1998）などと差異がないように思われるだろう。しかし，この手法は，TA という用語で表現される以前から，人文学や社会学，文化人類学や歴史学といったさまざまな分野で広く用いられており（Clark & Braun, 2013），そのエッセンスが他の質的分析方法の中に自然に組み込まれていると考えても不思議ではない。ちなみに，TA という用語が使われるようになったのは，1970年代のマートン（Merton, 1975）以降であり（Clark & Braun, 2013），その後，さまざまな研究者が TA に関する

表3-1　テーマティック・アナリシス法に関する書籍および論文掲載雑誌

著者名（年）	書籍名／雑誌名
Aronson（1995）	The Qualitative Report
Boyatzis（1998）	Transforming Qualitative Information
Attride-Stirling（2001）	Qualitative Research
Joff et al.（2004）	Research Methods for Clinical and Health Psychology
Braun et al.（2006）	Qualitative Research in Psychology
Fereday et al.（2006）	International Journal of Qualitative Methods
Guest et al.（2012）	Applied Thematic Analysis

書籍や論文を発表している（表3－1を参照のこと）。

さて，本書でのTAの位置づけであるが，「方法論」というよりは，むしろ「分析手法」とする。というのも，TAには「こうしなくてはならない」という絶対的な枠組みはなく，研究者自身が選択するという点で自由度が高い。多くの研究者が指摘しているところであるが，TAは，柔軟（"flexible"）である。それゆえコーディングの基礎と考えられているTAを習得することにより，他の分析方法を身につけることが容易になるとも考えられており（Clark & Braun, 2013），TAを発展させたThematic discourse analysis（Taylor & Ussher, 2001）という分析方法も出現している。さらに，TAを「分析手法」と位置づけるもう1つの理由として，研究者の哲学的立ち位置を問題としない点が挙げられる（Boyatzis, 1998; Clark & Braun, 2013; Guest et al., 2012）。これは，質的分析に慣れ親しんだ者にとっては，いささか奇妙な感じがするかもしれない。一般的には，現象学的な立場に立つ者は，内容分析を選択することはないであろうし，社会構築主義的な立場に立つ者は，内容分析や解釈的現象学的分析を用いることはないであろう。しかし，TAは分析手法であるため，どのような哲学的立ち位置であっても，用いることができる。この点においても，"flexible"である。

2．ボヤツィスのテーマティック・アナリシス法の強みとは何か

表3－1に示した研究者の中でも，特に，ボヤツィス（Boyatzis, 1998）とゲストら（Guest et al., 2012）の著書は，具体例を挙げながらTAについて解説しておりわかりやすい。本書では，ボヤツィスの分析手法を柱として解説するが，その理由として，分析手法の種類が多いことが挙げられる。ボヤツィスは，次の3つの手法，①演繹的分析手法，②帰納的分析手法，③帰納的分析手法と演繹的分析手法を組み合わせたハイブリッドアプローチを提案しており，さらに，②の帰納的分析手法では，ミックスドメソッド（量的研究の補完的役割）におけるTAについても詳述している。以上から，「はじめに」で述べたように，本書の目的の1つである，質的分析に関する手持ちの駒を増やすとい

う点で，ボヤツィスの手法は魅力的であると考えた。

　ボヤツィスの手法のもう1つの強みは（ゲストもそうであるのだが），分析的厳密さ（analytic rigour）を見据えた，質的研究の立案と実施を行うよう強調している点である。本章でも解説するが，コーディング作業のプロセスをコードブックに記録させ，分析プロセスを明確にする。分析プロセスの可視化は，質的分析においての課題だと思うが，第2章で述べたように，質の高いデータ分析へとつなげる大切な技術の1つといえる。

3．ボヤツィスのテーマティック・アナリシス法とは何か ──

　本節では，ボヤツィス（1998）が提案しているTAの基本事項を中心に解説する。ボヤツィス（1998, p.44）によると，TAは，次の3段階，①研究デザインとサンプリングの決定，②コードとその信頼性の確認，③②のコードの全体への適用と再コード化，および結果の解釈から構成される。

■（1）研究デザインとサンプリングはどうするか

　TAは，調査を1回だけ行う横断研究でも，同じ研究協力者（以下協力者とする）を継続して追跡し，複数回調査を行う縦断研究でも用いることができる。また，第2章の「表2-2　4つの質的分析方法／手法の比較」で示したが，TAは，質的調査研究単独でも，量的調査研究と質的調査研究を組み合わせたミックスドメソッド（補完的方法：complementary method）でも用いることができる。従って，研究立案の段階で，①何回データを収集するのか，②ミックスドメソッドを用いるのかについて決定する必要がある。

　次に，サンプリング方法である。多くの質的研究では，目的的サンプリング（量的研究でいうところの便宜的サンプリング）が用いられるが，TAの場合も，質的調査研究を単独で行う場合には，目的的サンプリングを用いる。しかし，目的的サンプリングであっても，母集団を意識することが重要であるとされ，いうなれば，量的研究でいうところの「母集団─調査対象集団─標本」といった関連性を頭に入れて，協力者をサンプリングする（Boyatzis, 1998, p.15）。

例えば，自身の研究が「一般市民」を対象としている場合，標本が大学生のみ（特に心理学専攻学生）から構成されないように，さまざまな属性から幅広くサンプリングするように注意しよう。

　先述の②のミックスドメソッドを用いる場合，TA では量的研究を先に行い，その結果を用いて質的調査研究の協力者を抽出する。その抽出方法は，パットン（Patton, 2001, p.238）がいうところの基準サンプリング（criterion sampling）である。すなわち，取り入れ基準を決めて，候補者を抽出する。TA では，その抽出方法に無作為抽出法を加えて，候補者を抽出するとよいとされる（Boyatzis, 1998, p.15）。

■（2）分析方法はどのようなものか

　先述の通り，TA には，次の3つ，①演繹的分析手法，②帰納的分析手法，③帰納的分析手法と演繹的分析手法を組み合わせたハイブリッドアプローチがある。以下に，それぞれの特徴を簡単にまとめる（各手法の詳細については，第4章から第6章にかけて先行研究を示しながら解説する）。

①演繹的分析手法

　演繹的分析手法は，既存の理論，あるいは先行研究結果を基盤にして，質的データを分析する方法である。既存の理論を用いる場合には，その理論が用いているテーマ名（例：首尾一貫性）を用いてコーディングしていくという特徴がある。この分析手法を質的データに用いる者はまれであるが，自身や他者の先行研究結果を確かめたいと考えている場合や，研究者が質的研究に不慣れな場合に用いることが考えられる（Boyatzis, 1998, p.99）。

②帰納的分析手法

　帰納的分析手法は，生データからテーマを生成する方法である。質的調査研究単独であっても，ミックスドメソッドでも帰納的分析手法は可能である。本書では，他の質的分析には見られない TA の特徴である，ミックスドメソッド（補完的方法：complementary method）に焦点をあてる。

③ハイブリッドアプローチ

ハイブリッドアプローチとは，まず帰納的分析を行い，生成されたテーマを，既存の理論を用いて再分析，あるいは解釈する方法である。ボヤツィス (1998) によれば，ハイブリッドアプローチを用いる状況として，①分析単位が1つ（1人，1組織など）の場合，②帰納的分析手法に必要な比較基準が不明瞭な場合が考えられる（②の詳細は，第5章参照のこと）。ハイブリッドアプローチは，理論を用いるため分析者自身の独りよがりな解釈に陥らない点が強みであるが，なぜその理論を用いて質的データを解釈するのかは，研究立案時に明らかにしなければならない。先述したように，TA は，哲学的理論背景に立脚しないが（Braun & Clarks, 2006; Guest et al., 2012），ハイブリッドアプローチは，研究者の哲学的理論背景が色濃く反映される方法であるといえよう。

■（3）分析ユニット（unit of analysis）とは何か

"The unit of analysis is the entity on which the interpretation of the study will focus" (Boyatzis, 1998, p.62).

分析ユニットは，研究目的と協力者，そして，どこに分析の焦点をおくのかに強く関連している。ある研究の分析ユニットは，学校などの組織かもしれないし，別の研究の分析ユニットは，患者などの個人であるかもしれない。分析ユニットを考える際には，自身の分析結果をどのようにしてまとめるかについて考えてみるとよいとされる（Boyatzis, 1998, p.62）。例えば，10名の乳がん患者に，術後の気分についてインタビューしたとしよう。分析結果は，抽出されたテーマごとの患者個人の語りをまとめる形式になると考えられる。この場合の分析ユニットは，術後乳がん患者個人ということになる。

■（4）コーディングユニット（unit of coding）とは何か

"The unit of coding is the most basic segment, or element, of the raw data or information that can be assessed in a meaningful way regarding the phenomenon"（Boyatzis, 1998, p.63）

　TAでは，コーディングユニットを何にするかは指定されていない。コーディングユニットの決定は，コーディングの質にかかわってくるので，十分に吟味しよう。しかし，「自由に」といわれても困惑すると思うので，コーディングユニットの例をいくつか挙げておく。例えば，インタビューガイドの各質問をコーディングユニットとすることができる（これを構造的コーディングとよぶ，Guest et al., 2012）。もちろん，各質問に対して，協力者全員が回答しているか，回答が曖昧であった場合には追求質問をして全員から回答を得たかの確認を行っていることが前提となる。しかし，協力者の語りが質問通りに進んでいない，すなわち1質問ごとに回答が得られていない場合には，もう少し小さな単位—逐語録の1ページ，1段落，1文，1行，あるいは1語句—などをコーディングユニットとする方がよいであろう。

　コーディングユニットとして「文脈」という選択肢もあるだろうが，TAでは文脈で区切りコーディングするという考え方はない（そもそも文脈で区切るとは，その行為自体に解釈が含まれているのではないか）。TAでは，文脈から切り離してコードをつけるが，文脈を無視してよいという意味ではない。文脈から切り離しても，どの文脈での語りなのかを後でわかるように，コードブックに記録することが肝要である。そのうえでのセグメンテーションである（この点については，佐藤（2008, pp.42-43）がいうところの「脱文脈化と再文脈化」に等しい）。

■（5）コーディングとは何か

　コーディングとは，生データ（文字テキストデータ）に内容を代表する短い言葉をつけ（ラベル），具体から抽象へと，コードを階層的にまとめていき，

生データの分量を縮小していく作業のことである。しかし，まだこの段階では，分析は始まっていないことを覚えておいてほしい。

さて，前項の（4）でコーディングユニットを決定した。その単位ごとにコーディングを行っていくわけだが，その方法として，次の2つ，①リサーチクエスチョンに関連があると思われる語やコンセプトを探していく方法，②リサーチクエスチョンにかかわらず，重要と思われる語やコンセプトを探していく方法がある。②の方法は，多くの時間を要するが，協力者の背景情報や人間関係，その他協力者の理解につながるような情報や，予期していなかった関連性を見出すことにつながることも多い。

では，どのようにして生データをコーディングしていくのか。まず，逐語録を何度も繰り返して十分に読み，慣れ親しんでからコーディングを開始することが大切である。そして，極力短い単語や語句を用いるように心がけよう。帰納的分析手法を用いる場合，初学者は，生データの言葉をそのまま使いながらコーディングの第1段階を進めてみるとよいであろう（グラウンデッド・セオリーがいうところの，in vivo code である（Glaser & Strauss, 1967））。そして，この段階から，Excelなどでコードブックを作成することを勧める。環境が許せば，生データと分析プロセスの管理を容易にする質的分析ソフトを使用するのもよい。

表3−2に，Excelを用いたコードブックの例を示す。

このインタビューの内容であるが，乳がん経験者に，乳がんの確定診断を受けるまでの過程を尋ねたと考えてほしい。乳がんと診断された時の協力者の年

表3−2　コードブック例

No	コード	定義	逐語録該当箇所	語り
1	乳がん診断時の年齢	医療機関で乳がんの確定診断を受けた時の協力者の年齢	S3M	がんですって医者からいわれたんです。それが〇〇歳の時。
2	化学療法後の倦怠感	術後に受けた化学療法後の倦怠感に関する記述	S56M	×××××××××

齢，家族構成やその状況は必ずといっていいほど話題にのぼるのだが，診断時の年齢は，乳がん経験を理解するための重要な要素であると思われたため，まずコーディングを行い，コードブックに記録した。

　では，表3-2に記されている内容を順に見ていこう。表3-2の左端の「No」はコードの通し番号を示す。最初にコーディングしたコードに，番号を振っただけであり，番号の順番には優先度や重要度などの情報は含まれていない。次の欄の「コード」であるが，協力者の語りである「がんですって医者からいわれたんです。それが○○歳の時」を，簡単な言葉で置き換えると「乳がん診断時の年齢」となり，それを記入した。そして，その隣の欄の「定義」には，「医療機関で乳がんの確定診断を受けた時の協力者の年齢」という少し長い説明を加えた。「定義」という言葉に混乱するかもしれないが，短い言葉を用いてコードにすると，誰が，どこでどんな診断を受けたのかという情報が落ちてしまうため曖昧さが残る。それを補うものが定義であると考えていただきたい。すなわち，このコードは何を含んで，何を含まないのかを詳述するのが定義である（次項の「（6）コード（thematic code）とは何か」を参照のこと）。この例で大切なことは，医療機関での確定診断であること（地域で行われる健診などで指摘されたがんの疑いの段階と区別する），そして，協力者の年齢（家族などの年齢と区別する）を示していることを，「定義」の中で明確にすることである。最後に，協力者の語りに該当する逐語録の箇所を「逐語録該当箇所」に記入した（「S3M」は，S=センテンス，3=行数，M=協力者のID番号，を示す）。そして，その語りそのものを次の欄「語り」に記入した。

　このようにして，1つ目の逐語録を最後までコーディングしてみると，類似したコードと定義が出てくることに気が付くであろう。次に必要とされる作業は，類似したコードをまとめる作業である。その際には，まとめることができそうな定義と語りをよく読み，比較し，コードをより包括的なものに変更できるのか，そして定義を拡大することですべての語りを網羅できるのかを十分検討することが重要である。類似コードをまとめる作業が進んでくると，コード，およびコードブックも発展していく。表3-3に，複数のコードをまとめたコードブックの例を示す。

3. ボヤツィスのテーマティック・アナリシス法とは何か　21

表3-3　コードブック例（複数のコードをまとめた場合）

No	コード	定義	旧No	旧コード	逐語録該当箇所	語り
1	乳がん診断時の年齢	医療機関で乳がんの確定診断を受けた時の協力者の年齢	1	乳がん診断年齢	S3M	がんですって医者からいわれたんです。それが○○歳の時。
2	術後化学療法の副作用	術後に受けた化学療法の副作用（倦怠感・脱毛）の記述	2	化学療法後の倦怠感	S56M	××××××××
			3	化学療法後の脱毛	S61M	××××××××

　表3-3の左端から3列分の太字部分は，新たなコード番号，コード，およびその定義を示す。コード番号2の「術後化学療法の副作用」の欄を右に見ていくと，「旧No」と「旧コード」の欄に，「2. 化学療法後の倦怠感」と「3. 化学療法後の脱毛」がある。これらのコードは，いずれも化学療法後の副作用を示しているので，この2つのコードを合わせ，**「術後化学療法の副作用」**としてまとめた。そして，その定義は，**「術後に受けた化学療法の副作用（倦怠感・脱毛）の記述」**と変更した。このように，コードの発展過程がわかるように記録することが，TAでは重要となる。

■（6）コード（thematic code）とは何か

　前項の（5）のコードブックの例で示したように，TAにおけるよいコードとは，次の5つ，①ラベル，②明確な定義（ラベルの説明），③取り入れ条件（どのような条件でコードを適用するのか），④除外条件（どのような条件であるとコードを適用しないのか），⑤肯定的，否定的な具体例から構成される。表3-3のコードNo.2を5つの構成要素に分けると表3-4のようになる。1つ目の逐語録のコーディングが終わり，類似するコードがある程度まとまり収束してきたら，表3-4を参考に，コードを確定する作業を行う。

表3-4　コード例

コード	術後化学療法の副作用
定義	術後に受けた化学療法の副作用（倦怠感・脱毛）の記述
取り入れ条件	術後の化学療法の副作用である倦怠感と脱毛についての語りはすべてコーディングする。
除外条件	・術前の化学療法の副作用についての語り ・吐き気は含まない。 ・副作用（倦怠感と脱毛）による心理社会的影響は含まない。
具体例	××××××××××××××××××××××××××××

■（7）協力者間の比較はどのように行うか

　協力者間の比較の方法はさまざまあるが（Guest et al., 2012），1つ目の逐語録に対するコードブックを用いて，次の逐語録のコーディングを開始し，類似性と相違性の比較を行うのが一般的であろう。その際に注意しなくてはならないことは，1つ目の逐語録のコードでは説明できない事象が2つ目の逐語録に見られたら，是非，1つ目の逐語録に戻り，コーディング忘れがないかどうかを確かめてみてほしい。そして，1つ目の逐語録にはない事象であれば，それが，1つ目の逐語録と2つ目の逐語録，すなわちそれぞれの語り手である協力者間の違いということになる（すべての協力者に，同じ質問を尋ねていることが前提である）。

　表3-3に示したコードブックは，1つ目の逐語録分のみであるが，これに2つ目の逐語録のコードを追加したものを表3-5に示す。

　表3-5の「逐語録該当箇所」に注目して見ていこう。まず，「逐語録該当箇所」の「M」と「T」は協力者のID番号を示していることを思い出してもらいたい。次に，コード「1．乳がん診断年齢」は，協力者MとT両者による語りがあった。すなわち，共通のコードである。一方，「2．術後化学療法の副作用」と「3．術後の上肢のむくみ」に関しては，協力者MとT，どちらか一方の語りである。すなわち，これらのコードは，協力者MとTの違いを表していることになる。繰り返すが，このような比較は，共通質問に対してすべての協力者が回答したか，回答が曖昧な場合には追求質問をして回答を得

表3-5　コードブック例（複数の逐語録のコードをまとめた場合）

No	コード	定義	旧No	旧コード	逐語録該当箇所	語り
1	乳がん診断の年齢	医療機関で乳がんの確定診断を受けた時の協力者の年齢	1	乳がん診断年齢	S3M	がんですって医者からいわれたんです。それが○○歳の時。
					S28T	××××××
2	術後化学療法の副作用	術後に医療機関で受けた化学療法の副作用（倦怠感・脱毛）の記述	2	化学療法後の倦怠感	S56M	××××××
			3	化学療法後の脱毛	S61M	
3	術後の上肢のむくみ	乳がん手術後に発現した上肢のむくみ	10	術後の上肢のむくみ	S142T	××××××

たかを確認してあることが前提である。きちんと質問していないにもかかわらず，このような比較をしても意味がないことは明白であろう。

■（8）グループ間の比較はどのように行うか

　先述の「（7）協力者間の比較はどのように行うか」と同様に，コードブックに記載されているコードと語りの類似性と相違性を比較する。例えば，あるグループ内のコードが，他方のグループではどうかなどに注目して，比較検討するとよいであろう。

　p.15の「（1）研究デザインとサンプリングはどうするか」で述べたミックスドメソッドにおける帰納的分析手法を例に，グループ間の比較の方法を見ていく。まず，量的調査研究結果をもとに抽出された協力者を，グループA，グループBとする。そして，グループA内の協力者の逐語録を1つずつ熟読し，コーディングを始め，表3-3に示したようなコードブックを作成する。そして，類似するコードをまとめ，必要があれば，コードや定義をより包括的なものへと修正し，ある程度収束させる（表3-5のように表記する）。次に，グループBの協力者の逐語録を1つずつ熟読し，グループAのコードを用い

表3-6　コードブック例（グループAとグループBとの比較の場合）

No	コード	定義	グループA 逐語録該当箇所	グループA 語り	グループB 逐語録該当箇所	グループB 語り
1	乳がん診断年齢	医療機関で乳がんの確定診断を受けた時の協力者の年齢	S3M	がんですって医者からいわれたんです。それが○○歳の時。	S28T	×××××××
2	術後化学療法の副作用	術後に医療機関で受けた化学療法の副作用（倦怠感・脱毛）	S56M S61M	×××××× ××××××		
3	術後の上肢のむくみ	乳がん手術後に発現した上肢のむくみ			S142T	××××

ずにコーディングを始める．先述のグループAと同様の手順で，グループBのコードをある程度収束させる．

　表3-5をグループ間の比較仕様に変更したものを表3-6に示す（もちろん，この場合も，各共通質問に対してすべての協力者が回答したか，回答が曖昧であった場合には追求質問を用いて回答を得たかどうかの事前確認が前提となる）．まず，表3-6のラベルNo.2の「術後化学療法の副作用」であるが，「グループA」「グループB」の列に注目してみる．グループAの「逐語録該当箇所」と「語り」の欄には記載があるが，グループB「逐語録該当箇所」と「語り」の欄には記載がない．さらに，ラベルNo.3の「術後の上肢のむくみ」であるが，グループAの「逐語録該当箇所」と「語り」の欄には記載がないが，グループB「逐語録該当箇所」と「語り」の欄には記載がある．従って，ラベルNo.2とラベルNo.3が，グループAとBの違いということになる．一方，ラベルNo.1の「乳がん診断年齢」は，グループAとグループBに共通ラベルであるので，相違性に注目して分析を進めていく場合には，これから先の分析対象からは除外することとなる．

■（9）コードの信頼性はどのように確保するか

　質的研究では，信頼性と妥当性という用語は好まれないが（Lincoln & Guba, 1985），TAでは信頼性という用語がよく用いられる。研究の妥当性は，研究計画の適切さ，インタビューや逐語録作成の技術（第2章参照のこと）に左右されるものであるが，信頼性は，コーディングや分析時の一貫した判断によって担保されると考えられている（Boyatzis, 1998, p.144）。その一貫性を左右する要因として，次の2つ，①時間的経過による研究者内変化，②複数の研究者がコーディングに関わる場合の，研究者間のばらつきが挙げられる。

　具体的な一貫性の検証方法であるが，①の研究者内の一貫性は，再テスト法（test-retest）のように，一定期間（2週間以上）あけて，何も印のついていない逐語録を用いて再コーディングを行ってみるとよい。②の複数の研究者が関わる場合には，評価者間信頼性（inter-rater reliability）を算出してみてもよいであろう。また，第3者，例えば指導者（メンター）にコーディング過程をさらってもらい，確認してもらってもよい。これらの一貫性の検証のためにも，すべてのコーディングプロセスをコードブックへ記入することを怠ってはならないことは，おわかりいただけるだろう。これらの確認・検証過程を通じて，誰からも納得される結果を導きだすことができ，分析の厳密さが実現する。

■（10）コードをサンプル全体にどのように適応させるか

　コードをサンプル全体の逐語録に適応させるためには，「（7）協力者間の比較はどのように行うか」で述べたように，協力者間でコードの類似性と相違性を比較検討していく作業を繰り返す。そうしていくうちに，1つにまとめるべきコードの塊が見つかるであろう。もし，リサーチクエスチョンにかかわらず，コーディングを行っていたら（本章（5）を参照のこと），リサーチクエスチョンと関連性がないと判断されるコードは，この段階で，今後の作業対象から外してよい。

　次に，コードの定義やその語りを熟読し，あるコードが別のコードを説明していないかについて検討してみよう（あるコードを説明しているコードが，サブカテゴリーとなる）。さらに，これらのコードをまとめ，すべて包括するよ

うな，抽象的なコードにする。

　この段階までくると，コーディング当初の生データが，随分とコンパクトになったと実感できるであろう。先述したように，TA では，コーディングと分析は別の段階であると考える。先ほど抽象化させたコード，およびサブカテゴリーの関連性をよく眺めてほしい。それらの関連性は，自身のリサーチクエスチョンに対する答えとなっているであろうか。なぜこのリサーチクエスチョンに対して，それらのコードやサブカテゴリーがつけられたのか，あるいはなぜそのようなパターンが見出されたのか，をつなぐ理論（仮説）を考えてみる。ここからが「分析」の始まりといえる。自身の経験，先行研究，既存の理論などを総動員して，その事象のパターンを説明するテーマ（theme）を生成する。それにより，TA の目的である，「記述を超える」ことが可能となる（Boyatzis, 1998）。

【問題】　以下，○か×か考えてみよう（回答は79ページ）。
1．テーマティック・アナリシス法は分析手法であり，事象のパターンを見出すことを得意とする。
2．テーマティック・アナリシス法には，3つの手法（演繹的手法，帰納的手法，ハイブリッドアプローチ）がある。
3．テーマティック・アナリシス法を用いて，ミックスドメソッドはできない。
4．テーマティック・アナリシス法における，よいコードの条件は3つのみである。
5．テーマティック・アナリシス法は，協力者間，あるいはサブグループ間の比較により，類似点と相違点を発見することができる。

第4章
演繹的 TA (Deductive thematic analysis) の実例

　本章では，レイモンドら（Raymond et al., 2009）が実施した研究（電話インタビュー）を示し，演繹的 TA を具体的に解説する（ただし，レイモンドらは，演繹的 TA と帰納的 TA の両方を並行して用いているが，本章では演繹的 TA のみに焦点をあて紹介する）。レイモンドらが用いている，演繹的 TA と帰納的 TA を並行して使用する方法は，第6章で扱うハイブリッドアプローチとは異なることに注意されたい。

1. 具体的な研究方法はどのようなものか

　演繹的 TA の手順は，次の3つの段階，①研究デザインとサンプリングの決定，②コーディングに用いる理論，あるいは先行研究からのコードの選定，生データへの適応の判断とコードの修正，信頼性の決定，③②のコードを生データに適応，妥当性の決定，結果の解釈から構成される（Boyatzis, 1998, p.44）。
　以下に，レイモンドらの研究方法，および内容を示す。

■（1）第1段階：研究デザインとサンプリングの決定
①研究目的は何か
　レイモンドらの研究目的は，次の2つ，①妊婦の飲酒に対する態度，②妊娠期の飲酒に関する情報や助言についての態度，を明らかにすることであった。

②研究協力者の取り入れ条件と除外条件は何か

　研究協力者（以下協力者）の取り入れ条件は，ノッティンガムとロンドンのコミュニティセンターなどで妊婦健診をうけた女性であった。除外条件は述べられていない。レイモンドらによると，研究者がアクセス可能な地域を対象とし，「妊婦健診を受けた女性」以外の条件を設定しないことで，飲酒に対する態度に関するデータを広く収集しようと試みた。

③サンプリング方法は何か

　サンプリング方法は，目的的サンプリングである。協力者募集の手順は，コミュニティセンターなどの責任者に調査協力を依頼し，同意が得られたセンターから妊婦に，調査依頼文，同意書と連絡先記入用紙を渡してもらった。妊婦が，電話，あるいは対面式の個人インタビューのどちらかを選択できるように配慮したとされる。

④インタビューガイドは何か

　インタビューガイドでは，開かれた質問を用いて，次の4つ，①妊娠期に提供された飲酒に関する情報，②医療者，友人，家族，メディア，あるいはその他の者からの助言の影響，③政府やその他の者の助言に対する態度，④妊娠期の飲酒，および健康に関する情報の捉え方から構成された。その他に，閉ざされた質問を用いて，協力者の属性，飲酒量，政府の提言に関する知識を尋ねている。

⑤セッティングは何か

　20～40分間の電話インタビューを実施している（先述したように，電話，あるいは対面式の個人インタビューどちらかを選択できるようにしたが，協力者は全員，電話インタビューを希望した）。

■（2）第2段階：具体的な分析方法は何か
①分析ユニットは何か
　論文中に，分析ユニットに関する記述はないが，結果の提示の仕方から，妊婦個人と考えられる（第3章3（3）参照）。

②逐語録の作成はどのように行ったか
　すべてのインタビュー（N=20）を録音し，一言一句そのままに文字テキストデータにして逐語録の作成を行ったとされる。

③コーディングユニットの決定はどのように行ったか
　コーディングユニットの記述はないが，結果で示されているコードから，先述の「（1）④インタビューガイドは何か」の4つの共通質問に沿って，コーディングをしていることがうかがえる（構造的コーディング）。

④コーディングをどのように行ったか
　論文の筆頭著者が，何度も逐語録を熟読した後に，質的分析ソフト（NVivo）を用いてコーディングを行ったとしている。3名の研究者がコードについて討論後，コードの記述（第3章　表3−5参照）を行った。そして，そのコードをコードブックに記録したとしている。

⑤協力者間の比較はどのように行ったか
　協力者間の比較に関する記述はない。

⑥相違性の焦点化はどのように行ったか
　相違性の焦点化に関する記述はない。

⑦コードの作成はどのように行ったか
　まず，レイモンドらは，先行研究（いずれも量的研究）で報告されている妊婦の飲酒行動に関連する変数や飲酒に対する態度を特定した。具体的には，先

行研究（Lelong et al., 1995; Alvik et al., 2006）で，妊娠期の飲酒が胎児へ与える害について，妊婦は認識しているという結果が示されていた。そこで，レイモンドらは，「妊娠期の飲酒リスクへの評価の影響」というコードを用いて生データのコーディングを行った。

さらに，先行研究（Testa & Reifman, 1996）では，妊娠期の飲酒行動と前回の妊娠経験との関連性が示されていたが，経産婦のみを対象としている研究であった。しかし，前回の妊娠経験を持たない初産婦も，レイモンドらの研究では含まれていたため，自身の妊娠体験がない者は，友人や家族の妊娠体験に影響を受けるであろうと推測し，先述のインタビューガイドに，②医療者，友人，家族，メディア，あるいはその他の者からの助言の影響，を含めた。従って，先行研究を参考にしながらも，前回の妊娠経験だけではなく，他者の妊娠経験からの影響を含めた「妊娠期の飲酒と自身の前回の妊娠や他の女性の妊娠の影響」というコードを用いて生データのコーディングを実施した（最終的なコードの詳細は，表4-1を参照のこと）。

そして，表4-1に示した4要因が，妊娠期の飲酒行動を抑制，促進するとし，これらを包括するテーマ（theme）が，「妊娠期の飲酒行動の抑制と促進要因（"barriers and facilitators to drinking in pregnancy"）」であるとしている。従って，表4-1中の4つのコードすべてが，テーマを説明するサブカテゴリーということになる（実際の論文では，帰納的TAも併用しているので，全部で8つのサブカテゴリーが抽出されている）。図4-1に，テーマと4つのサブカテゴリーの関係性を示す。

表4-1　コード（Raymond et al., 2009 一部改編）

① 「妊娠期の飲酒リスクへの評価の影響」
　（"influence of evaluation of risks on drinking in pregnancy"）
② 「妊娠期の飲酒と前回の妊娠や他の女性の妊娠への影響」
　（"influence of previous and other women's pregnancies on drinking in pregnancy"）
③ 「妊娠期の飲酒に関して混乱させる，あるいは不明瞭な助言の影響」
　（"influence of confusing or unclear advice on drinking in pregnancy"）
④ 「理由，エビデンス，十分な詳細に欠けた助言への態度」
　（"attitude towards available advice: advice lacks reasons, evidence or sufficient detail"）

1. 具体的な研究方法はどのようなものか　31

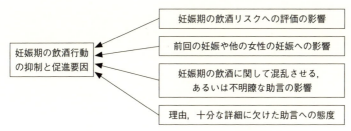

図4－1　テーマとサブカテゴリーの関連性

　ここで，第3章3（6）「コード（thematic code）とは何か」を思い出してほしい。よいコードは，①ラベル，②明確な定義，③取り入れ条件，④除外条件，⑤肯定的，否定的な具体例から構成される（Boyatzis, 1998）。帰納的分析手法とは異なり，演繹的分析手法は既存のコードを生データに当てはめるため，協力者の語りからボトムアップ的にコードを検証，すなわち語りを見ながら，著者と同じことができるかどうかの確認作業はできない。そこで，表4－1のコードに対応している語りを見ながら，ボヤツィスのよいコードの構成要素を活用して，4つのコードが独立しているか，概念の重複がないかを見ていこうと思う。
　まず，①の「妊娠期の飲酒リスクへの評価の影響」である。以下に，このコードに対応する肯定的，否定的な語りを一部抜粋して示す。[1]

　　相反する情報がかなりあるので，まったく飲まなければリスクはない，という道を取るべきだと思っています（インタビュー8，子供なし，Raymond et al., 2009）。

　　節度を持って飲み，分別があれば，胎児に影響を与えることはないと思うし，それでリラックスできるなら，まったく害は無いと思います（インタビュー14，子供2人あり，Raymond et al., 2009）。

1）本章 pp.31-34の協力者の語りは，ユレイタス（Ulatus）による日本語訳である。

次に，下線部分に注目してみよう。前者は，「まったく飲まなければリスクはない」と語り，確かに「妊娠期の飲酒リスクへの評価」について述べられている。後者は，「節度を持って飲み，分別があれば，胎児に影響を与えることはない」「(飲酒により) リラックスできるなら，まったく害は無い」と語っているが，前者の語りと比べて，やや主観性の高い「妊娠期の飲酒リスクへの評価」であるようである。そのように感じる理由として，前者の語りには，下線が引かれてない部分，すなわち「相反する情報がかなりあるので，」という，飲酒リスクへの評価のきっかけ（理由）が含まれているが，後者には含まれていない点が挙げられる。

そこで，前者の語りと，表4-1の③「妊娠期の飲酒に関して混乱させる，あるいは不明瞭な助言の影響」との相違点は何かということがいささか気になるので，次に③の語りについて見てくことにする。

以下に，③「妊娠期の飲酒に関する不明瞭な助言の影響」に対応する語りを一部抜粋して示す。

<u>完全に避けるべきであると書いてある本もあれば，グラス一杯程度なら大丈夫とする本もあります。妊婦向けの本でさえ，混乱しているのです</u>（インタビュー1，子供2人あり，Raymond et al., 2009）。

<u>何もかもかなり矛盾しているので</u>，どのアドバイスに従ったとしてもこれで安心という気持ちにはなれません。本当に…たいへんでした（インタビュー13，子供2人あり，Raymond et al., 2009）。

喫煙についてはとてもはっきりしていますが，<u>飲酒についてはそうではない</u>と思います（インタビュー10，子供なし，Raymond et al., 2009）。

では，下線部分に注目してみよう。1番目の協力者は書籍を挙げ「矛盾する情報があり，混乱させるメッセージ」の存在について語り，確かに「妊娠期の飲酒に関する不明瞭な助言の存在」について述べている。3番目の協力者は，

「喫煙に関する情報と比較して，飲酒に関する情報は明瞭ではない」とし，確かに「妊娠期の飲酒に関する不明瞭な助言の存在」について述べている。では，2番目の協力者の語りであるが，いささか1番目と3番目の語りと性質を異にしていると思われる。情報源は不明であるが，「何もかもかなり矛盾している」，すなわち「妊娠期の飲酒に関する不明瞭な助言の存在」を認識していることを示したうえで，「どのアドバイスに従ったとしてもこれで安心という気持ちにはなれません」という情動反応，すなわち「妊娠期の飲酒に関する不明瞭な助言の影響」について述べている。これと，先述疑問として挙げた「相反する情報がかなりあるので，まったく飲まなければリスクはない」とを比較してみると，「どのアドバイスに従ったとしてもこれで安心という気持ちにはなれません」は，「リスクへの評価」には言及していないので，別のテーマ名に含めることが妥当だとわかる。

　次に，一見すると，③「妊娠期の飲酒に関して混乱させる，あるいは不明瞭な助言の影響」と類似性が認められる④「理由，エビデンス，十分な詳細に欠けた助言への態度」に移る。

　以下に，④「理由，エビデンス，十分な詳細に欠けた助言への態度」に対応する語りを一部抜粋して示す。

　　初めて妊娠すると，妊婦は妊娠に関する本を手にします。そういった本は食事について詳しく書かれていますし，<u>飲酒についても触れられていると思いますが，なぜ飲むべきではないのかについてきちんと説明されていない</u>と思います（インタビュー11，子供1人あり，Raymond et al., 2009）。

　　助産師がくれる資料の中でもそれほど多くは触れられていません。<u>ただ飲酒をしないようにと書かれているだけで，その理由については書かれていない</u>のです（インタビュー11，子供1人あり，Raymond et al., 2009）。

　では，下線部分に注目してみよう。前者は書籍を挙げ「妊娠中にアルコールを飲んではいけない理由がなかった」と語り，「理由，エビデンス，十分な詳

細に欠けた助言」について述べている。後者は,「助産師から提供される資料は,飲酒をしてはいけない理由にまで言及されていない」ことが述べられており,確かに「理由,エビデンス,十分な詳細に欠けた助言」について述べている。これらは,③「妊娠期の飲酒に関して混乱させる,あるいは不明瞭な助言の影響」とは異なり,妊娠期の飲酒に関する情報が矛盾している点は含んでおらず,情報がエビデンスに支えられていないことを述べているにすぎない。

では,最後に,②「妊娠期の飲酒と前回の妊娠や他の女性の妊娠への影響」は,他の3つのコードとの類似性は感じられないが,見てみよう。

> <u>第一子の時は少し飲酒しましたが,二度目,三度目の妊娠の時には禁酒を続けました。第一子はまったく健康です</u>(インタビュー2,子供2人あり,Raymond et al., 2009)。

> <u>彼女は自分が妊娠していたことに気づいていなかったので,飲酒を続けていました。彼女の息子には学習障がいがあります。そこに因果関係があるかどうかについては,私にはわかりません</u>(インタビュー1,子供2人あり,Raymond et al., 2009)。

では,下線部分に注目してみよう。前者は,自身の妊娠経験を挙げ「少量のアルコールを飲んでも子供に影響はなかった」と語り,「妊娠期の飲酒と前回の妊娠の影響」について述べている。後者は,知り合いの女性の経験を例に挙げ「妊娠期の飲酒と子供の学習障がいについての可能性」について語り,「妊娠期の飲酒と他の女性の妊娠への影響」について述べている。従って,語りの内容から,このテーマ名は妥当であると判断できる。

⑧コードの信頼性の確保はどのように行ったか

3名の著者が,コードについて討論した後,経験豊かな質的研究者(1人)が独立して,コードブックを用いてコーディングを再度行った。最後に,評価者間信頼性の確認を行ったところ,86%の一致度が得られたと報告している。

⑨ コードを，サンプル全体にどのように適応させたか

　コードを，どのようにサンプル全体に適応させたのかの記述はないが，質的分析ソフトを用いて，収集したデータ全体を一度にコーディングしたことがうかがえる（Raymond et al., 2009）。

　本章では，レイモンドら（2009）の調査研究を例にとり，演繹的 TA の手順を解説した。十分に発達していないコード（協力者の語りにバリエーションが少ない）が見られたが，以下にその理由と分析上の改善点および演繹的 TA の限界を述べる。

　レイモンドら（2009）によると，協力者はすべて，自身，あるいは胎児への飲酒による影響について考えたことがあり，妊娠期に飲酒量を減らしたとしている。従って，表4－1に示したコードに対応した語りに，肯定的，あるいは否定的な側面の広がりがなかったことはうなずける。それと関連して，先述の⑤「協力者間の比較はどのように行ったか」，⑥「相違性の焦点化はどのように行ったか」は必要がなかったと思われる。協力者に，妊娠期に飲酒量を減らさなかった妊婦が含まれていてこそ，⑤の比較や⑥の相違性の焦点化が実施できる。

　次に，研究目的は，①妊婦の飲酒に対する態度，②妊娠期の飲酒に関する情報や助言についての態度を探索することであったが，分析レベルは，記述的であった。表4－1に示した，4つのコードがどのように関連しているのか，また妊娠期の飲酒行動にどのように影響を与えたのかを説明するような分析に発展させることも可能であったと考える。

　最後に，本章では，演繹的 TA の部分しか取り上げなかったが，レイモンドらの研究では，帰納的 TA により4つのコードが結果に追加されている。従って，インタビューデータを，演繹的 TA だけでコーディングすると，その枠組みに収まらない語りがでてくることを，この研究は示しているといえる。

【問題】　以下，○か×か考えてみよう（回答は80ページ）。
1．演繹的手法は，質的研究に慣れた者が行うことが多い。
2．演繹的手法を実施前に，先行研究で使われているコードや理論を調べる必要がある。
3．演繹的手法はボトムアップ式である。
4．演繹的手法を用いると，インタビューデータの中に説明がつかない事象が

とり残される可能性がある。
5．コーディング前にコーディングユニットを決め，コーディングのプロセスをコードブックに記録する必要はない。

第5章
帰納的TA (Inductive thematic analysis) の実例

　本章では，土屋ら（Tsuchiya et al., 2012a）が実施した研究（フォーカスグループ・インタビュー）を示し，ミックスドメソッド（補完的方法）としての帰納的TAを具体的に解説する。

1．具体的な研究方法はどのようなものか

　帰納的TAの手順は，次の3段階，①研究デザイン，サンプリングの決定とサブサンプルの選定，②各サブサンプル内における生データのコーディング，サブサンプル間のコードの比較，および信頼性の決定，③②のコードを全生データに適応，妥当性の決定，結果の解釈（テーマの生成），から構成される（Boyatzis, 1998, p.44）。
　以下に，土屋ら（Tsuchiya et al., 2012a）の研究方法，および内容を示す。

■（1）第1段階：研究デザインとサンプリングの決定
①研究目的は何か
　土屋ら（2012a）の研究目的は，医師から提供されたリンパ浮腫に関する情報が，リンパ浮腫症状を発現した乳がんサバイバーの問題解決過程にどのような影響を与えたかについて探索することであった。

②研究協力者の取り入れ条件と除外条件は何か
　研究協力者（以下協力者とする）の取り入れ条件は，①術側の上肢にむくみ

を知覚している女性乳がんサバイバー，②連絡先を著者らに知らせることに同意した者，これらの条件を満たす者とした。除外条件は述べられていない。

③サンプリング方法は何か

サンプリング方法は，目的的サンプリングであった。ミックスドメソッド（補完的方法）の帰納的TAにおいては，協力者を抽出する方法として無作為抽出法が提案されているが（第3章参照），本研究への参加希望者が少数であったため，無作為抽出法は用いなかった。ちなみに，本質的調査研究前に実施した量的調査研究（質問紙調査）に参加した者のうち，取り入れ条件①を満たした者が54名，取り入れ条件②を満たしたものが18名であった。

フォーカスグループ・インタビュー実施会場への利便性を考慮し，グループ分けを行った。そして，18名すべてに調査依頼文を郵送した後，電話で参加意思と同意の確認を行った。12名が参加に同意したが，グループインタビュー当日2名が体調不良を理由に不参加となった。

④インタビューガイドは何か

インタビューガイドは，半構造的であり，主に開かれた質問を用いて，次の9つ，①乳がんの手術後に気づいたこと，②その時どのように感じたか，③①に対して思い当たることはあったか，④誰かに話をしたか，⑤自身が知覚した症状の情報を得るためにどのようなことをしたか，⑥医師やセラピストの療法を現在受けているか，⑦（もし受けていれば）どのような療法を受けていて，頻度はどれぐらいか，⑧その療法についてどのように感じているか，⑨上肢の状態について現在どのように感じているか，から構成された。研究目的である，医師からの情報提供に関する話題がでない場合を想定し，インタビューガイドに追求質問を記した。

⑤セッティングは何か

公的な施設で，1グループ約120分間のフォーカスグループを実施した。著者がファシリテーター，女性研究者がサブファシリテーターを務めた。

1. 具体的な研究方法はどのようなものか　39

■ (2) 第2段階:具体的な分析方法は何か
①分析ユニットは何か
　分析ユニットに関する記述はないが,医師からの情報提供に対する認識の相違(情報提供十分/情報提供不十分)を示すサブグループである(第3章3(3)参照)。

②逐語録の作成はどのように行ったか
　すべてのフォーカスグループのセッション(協力者 $N=10$)を録音し,各セッション終了後直ちに,一言一句そのままに文字テキストデータにして逐語録の作成を行った。

③コーディングユニットの決定はどのように行ったか
　論文中にコーディングユニットの記述はないが,1行ごとに逐語録のコーディングを行った。

④コーディングをどのように行ったか
　論文の筆頭著者が,何度も逐語録を熟読した後に,1番初めにインタビューを行ったグループの逐語録からコーディングを行った(心理的な側面にかかわらずすべてをコーディングした)。その内容は,Excelを用いたコードブックに記録された。本研究の目的は,先述したように,「医師から提供されたリンパ浮腫に関する情報が,リンパ浮腫症状を発現した乳がんサバイバーの問題解決過程にどのような影響を与えたか」を探索することであったため,コードは時系列順に並べられた。それらのコードを利用して,2番目,3番目のフォーカスグループの逐語録をコーディングし,コードブックに適宜修正を加えた。3名の研究者が,コードについて,逐語録とコードブックを用いて討議した。

⑤協力者間の比較はどのように行ったか
　「リンパ浮腫に関する情報提供が十分であったか」についての語りに注目し,協力者間の類似性と相違性を比較した(第3章参照)。

表5-1 サブグループ別テーマの比較 (Tsuchiya et al., 2012a を筆者訳)

テーマ名 サブカテゴリー ラベル	十分 (協力者 ID) (A, C, F, G)	不十分 (B, D, E, H, I, J)
腕の症状発現に対する初期情動反応		
心構え	A, C, F, G	ー
ネガティブな出来事		B, D, E, H, I, J
リンパ浮腫療法の希求		
外科医からの援助の希求	A, C, F	B, D, E,
さまざまな資源からさらなる援助の希求	ー	B, D, E, J
外科医に対する情動反応		
感謝	A, C, F	ー
ネガティブな気持ち	ー	B, E, H
身体的制約	A, C, F, G	B, D, E, H, I, J
LM 療法継続の必要性		
療法の効果に対する懐疑	A, C, F	B, D, E
症状管理に向けた別の方法	A, C, G	B, D, E, H, I, J
リンパ浮腫と共に生きることへの受容の度合い		
受容	A, C, F, G	ー
重荷	ー	B, D, E, H, I, J

注）十分＝十分な情報提供を受けたサブグループ；不十分＝不十分な情報提供を受けたサブグループ；LM＝リンパ浮腫。

⑥相違性の焦点化はどのように行ったか

　まず，前項⑤の情報提供の認識に関する語りが，質問紙調査での回答と一致していることを確認した。そして，協力者を2つのサブグループ（情報提供十分／情報提供不十分）に区分し，サブグループ別にコードを対比できるように，コードブックを構成し直した（第3章の表3-6参照）。最終的なテーマのサブグループ比較を，表5-1に示す。

⑦コードの作成はどのように行ったか

　先述したように，著者らは，1行ごとに逐語録のコーディングを行い，サブ

表5－2　テーマ（Tsuchiya et al., 2012a を筆者訳）

① 「腕の症状発現に対する初期情動反応」
   ("initial emotional reactions to the onset of arm symptoms")
② 「リンパ浮腫療法の希求」
   ("seeking lymphoedema therapy")
③ 「身体的制約」
   ("physical constraints")
④ 「療法継続の必要性」
   ("perceived necessity of continuing therapy")
⑤ 「リンパ浮腫と共に生きることへの受容の度合い」
   ("degree of acceptance of living with lymphoedema")

グループ間の比較を行った。表5－2に，生成された5つのテーマを示す。

　第4章の演繹的 TA とは異なり，帰納的分析手法は，協力者の語りからボトムアップ式にコードを検証，すなわち語りを見ながら，著者と同じことができるかどうかの確認作業が可能であるので，表5－2に示したテーマの一部を見ていくこととする。

　まず，①の「腕の症状発現に対する初期情動反応」であるが，このテーマに対応する肯定的，否定的な語りを一部抜粋して以下に示す。ちなみに，協力者 A は，退院後，家事等で腕を使いすぎた，あるいは腕がだるくなったと感じた時に腕にむくみが発現したと語った。一方，協力者 B は，術後何年もたってから，手の甲にむくみが発現したと語った。協力者 A も B も，乳房全摘手術を受けていた。

> 私はね，リンパ節とっているから，あの一庭いじり，泥いじり…ねっ腕が，重いもの持つと腕がむくむから，あんまり重たいものを持たない，泥いじりとか，指とか怪我するとだめだよっていわれた…気をつけないと腕はむくむなあっと思ったんですね。だから，きっと手術してなかったら，もっとあれだろうなあ，ぐらいね。
>
> （協力者 A, Tsuchiya et al., 2012a, p.56）

先生が退院の時に，もう何でもしてもいいよ，って感じで…で，あの，4年2か月ぐらいたって手のむくみが…熱がでて，熱がでまして，かゆくなって。とても心配しました。
(協力者 B, Tsuchiya et al., 2012a, p.56)

では，これらの語りをコーディングするとどうなるかを見ていこう。以下の語りには，便宜的に逐語録の該当箇所を示す行数と協力者の ID を振った。〔 〕内は協力者の語りを活用して作成したコードを示す。

L1A 私はね，リンパ節とっているから，あの一庭いじり，泥いじり…ね
〔リンパ節切除と土いじりの関連性〕
L2A っ腕が，重いもの持つと腕がむくむから，あんまり重たいものを持
〔腕のむくみと重い荷物を持つことの関連性〕
L3A たない，泥いじりとか，指とか怪我するとだめだよっていわれた…
〔土いじりや指の怪我への注意〕
L4A 気をつけないと腕はむくむなあっと思ったんですね。だから，きっ
〔日常生活上の注意点を守らないと腕がむくむとの認識〕
L5A と手術してなかったら，もっとあれだろうなあ，ぐらいね。
〔乳がん手術がなければ，腕のむくみはなかったという思い〕
(協力者 A, Tsuchiya et al., 2012a, p.56)

L1B 先生が退院の時に，もう何でもしてもいいよ，って感じで…で，あの，
〔退院時医師からの注意事項なし〕
L2B 4年2か月ぐらいたって手のむくみが…熱がでて，熱がでまして，かゆく
〔術後4年2か月経ってから手のむくみ，熱，かゆみの発現〕
L3B なって。とても心配しました。
〔手の症状発現への心配〕
(協力者 B, Tsuchiya et al., 2012a, p.56)

表5-3 コードブック例（テーマ①）

No	コード	旧No	旧コード	逐語録該当箇所	語り
1	リンパ節切除とリンパ浮腫リスク要因に関する医師の説明	1	リンパ節切除と泥いじりの関連性	L1A	私はね，リンパ節とっているから，あの一庭いじり，泥いじり
		2	重いものを持つことと腕のむくみの関連性	L2A	腕が，重いもの持つと腕がむくむから，あんまり重たいものを持た
		3	泥いじりや指の怪我への注意	L3A	泥いじりとか，指とか怪我するとだめだよっていわれた
		1	退院時医師からの注意事項なし	L1B	先生が退院の時に，もう何でもしてもいいよ，って感じで
2	日常生活上の注意点を守らないと腕がむくむとの認識	4	日常生活上の注意点を守らないと腕がむくむとの認識	L4A	気をつけないと腕はむくむなあっと思ったんですね。
3	手のむくみやその他症状の発現	2	術後4年2か月たってから手のむくみ，熱，かゆみの発現	L2B	4年2か月ぐらいたって手のむくみが…熱がでて，熱がでまして，かゆく
4	上肢のむくみ発現への心理的反応	5	乳がん手術がなければ，腕のむくみはなかったとの認識	L5A	手術してなかったら，もっとあれだろうなあ，ぐらいね。
		3	手の症状発現への心配	L3B	とても心配しました。

次に，これらを少しまとめながら，表5-3のコードブックに記してみることにする。表5-3の「旧コード」の4つ，「リンパ節切除と泥いじりの関連性」「重いものを持つことと腕のむくみの関連性」「泥いじりや指の怪我への注意」「退院時医師からの注意事項なし」を1つにまとめて，「リンパ節切除とリンパ浮腫リスク要因に関する医師の説明」とした（表5-3の左側「コード」を参照）。そして，その定義は，「乳がん手術後から退院までの間に，医師がリンパ節切除によるリンパ浮腫発現の可能性とリスク行動（泥いじり，重いものを持つこと，指の怪我）の説明を行ったかどうかに関する記述」とした（表5-4にコードを示す）。表5-4のコードは，ボヤツィス（Boyatzis, 1998）が

第5章 帰納的TA（Inductive thematic analysis）の実例

表5-4 コード「リンパ節切除とリンパ浮腫リスク要因に関する医師の説明」

コード	リンパ節切除とリンパ浮腫リスク要因に関する医師の説明
定義	乳がん手術後から退院までの間に，医師がリンパ節切除によるリンパ浮腫発現の可能性とリスク行動（泥いじり，重いものを持つこと，指の怪我）の説明を行ったかどうかに関する記述
取り入れ条件	乳がん手術後から退院までの間の，リンパ節切除のリスク，およびリスク行動（泥いじり，重いものを持つこと，指の怪我）に関する語りはすべてコーディングする。
除外条件	・術前のリンパ浮腫，およびリスク行動に関する説明は含まない。 ・放射線治療とリンパ浮腫との関連性に関する説明は含まない。 ・リンパ浮腫症状の発現時期に関する説明は含まない。 ・他のリスク行動（日焼け，虫刺され），および予防行動の説明は含まない。
具体例	・私はね，リンパ節とっているから，あの一庭いじり，泥いじり…ねっ腕が，重いもの持つと腕がむくむから，あんまり重たいものを持たない，泥いじりとか，指とか怪我するとだめだよっていわれた（協力者A） ・先生が退院の時に，もう何でもしてもいいよ，って感じで（協力者B）

いうところの，よいコードの条件（①ラベル，②明確な定義，③取り入れ条件，④除外条件，⑤肯定的，否定的な具体例から構成される）を満たしているかを確認しながら，眺めてほしい。

表5-4のコードから，協力者AとBは，医師から提供されたリンパ浮腫に関する情報に違いがあることが明らかとなった（質問紙調査でも同様な結果が得られている）。

では，これらの協力者が受けた情報の相違が，どのような影響を与えたのかを見ていこう。まず，表5-3のコードブックの中で，リンパ浮腫発現に対する反応に注目する。表5-3の「コード」欄の「上肢のむくみ発現への心理的反応」を見てみると，乳がん手術によるリンパ浮腫のリスクとリスク行動に関する情報提供を受けた協力者Aは，「手術してなかったら，もっとあれだろうなあ，ぐらいね」というある意味理性的な，さほど強くない情動反応を示したと語った。一方，情報提供を全く受けなかった協力者Bは，多くのがん体験者が一区切りと考える術後5年を目の前にして，発熱とかゆみを伴うむくみが発現したことに対して，「とても心配」であったとの情動反応を示したと語っ

1. 具体的な研究方法はどのようなものか　45

表5-5　コード「腕の症状発現に対する初期情動反応」

コード	腕の症状発現に対する初期情動反応
定義	乳がん手術後に腕，あるいは手にリンパ浮腫症状が発現した時の協力者の心理的反応に関する記述
取り入れ条件	乳がん手術後に腕，あるいは手にリンパ浮腫症状が発現した時に，協力者が感じたことはすべてコーディングする。
除外条件	・乳がん手術前のリンパ浮腫症状に関する心理的反応は含まない。 ・協力者の腕，あるいは手にリンパ浮腫が発現し，問題解決を行うための行動を起こした後の心理的反応は含まない。
具体例	・手術してなかったら，もっとあれだろうなあ，ぐらいね（協力者A） ・とても心配しました（協力者B）

た。以上より，情報提供の有無により，リンパ浮腫症状発現への情動反応に相違があることが示唆されたといえよう。

　コード「上肢のむくみ発現への心理的反応」は，インタビューガイドの「②その時どのように感じたか」に対応する内容である。協力者Aの逐語録の内容が過去から現在へと移行するにつれ，何度か「上肢のむくみへの心理的反応」が語られていた。そこで，時間経過がわかるようなコードにするため，「腕の症状発現に対する初期情動反応」と，後に修正した。そして，その定義は，「乳がん手術後腕，あるいは手にリンパ浮腫症状が発現した時の協力者の心理的反応に関する記述」とした（表5-5にコードを示す）。

　次に，本研究の目的は「医師から提供されたリンパ浮腫に関する情報が，リンパ浮腫症状を発現した乳がんサバイバーの問題解決過程にどのような影響を与えたか」であるため，問題解決に向けた行動についても見ていこうと思う。それをよく表しているテーマは，表5-2の②「リンパ浮腫療法の希求」である。以下に，そのテーマに対応する語りを一部抜粋して示す。

　　ここの，先生にちょっといい？　聞きましたらね。あの，どこかで，あの，サ
　　ポートみたいなのが売っているところがあるからっていわれたんですね。それで，
　　それは購入したんです。
　　（協力者F, Tsuchiya et al., 2012a, p.56）

病院にいったんです。先生が、少しむくんじゃったねっていう感じでね。これが効くからっていって、数パーセントの人に効くからって、柴苓湯っていう漢方薬をだしてもらったんです…私の場合ではね、このくらいでは治療の対象にならないって。

（協力者B, Tsuchiya et al., 2012a, pp.56-57）

では、上記の語りをコーディングするとどうなるかを見ていこう（先述同様、便宜的に逐語録の該当箇所を示す行数と協力者のIDを振った。〔　〕内は協力者の語りを活用して生成したコードを示している）。

L1F　ここの、先生にちょっといい？　聞きましたらね。あの、どこかで、
〔腕のむくみのことで主治医に質問〕
L2F　あの、サポートみたいなのが売っているところがあるからっていわれたん
〔主治医からサポーターを勧められる〕
L3F　ですね。それで、それは購入したんです。
〔サポーターを購入〕

（協力者F, Tsuchiya et al., 2012a, p.56）。

L1B　病院にいったんです。先生が、少しむくんじゃったねっていう感じでね。
〔病院で主治医に手のむくみの相談〕
L2B　これが効くからっていって、数パーセントの人に効くからって、柴苓湯
〔柴苓湯の効果の説明〕
L3B　っていう漢方薬をだしてもらったんです…
〔漢方薬の処方〕
L4B　私の場合ではね、このくらいでは治療の対象にならないって。
〔手のむくみは治療対象にならない程度との説明〕

（協力者B, Tsuchiya et al., 2012a, pp.56-57）

次に、これらを少しまとめながら、表5－6のコードブックに記してみるこ

表5-6　コードブック例（テーマ②）

No	コード	旧No	旧コード	逐語録該当箇所	語り
5	上肢のむくみを乳がんの主治医に相談	8	腕のむくみのことで主治医に質問	L1F	ここの，先生にちょっといい？ 聞きましたらね。あの，どこかで，
		11	病院で主治医に手のむくみの相談	L1B	病院にいったんです。先生が，少しむくんじゃったねっていう感じでね。
6	上肢のむくみに対する医師の提案と説明	9	主治医からサポーターを勧められる	L2F	あの，サポートみたいなのが売っているところがあるからっていわれたん
		12	柴苓湯の効果の説明	L2B	これが効くからっていって，数パーセントの人に効くからって，柴苓湯
		13	漢方薬の処方	L3B	っていう漢方薬をだしてもらったんです。
		14	手のむくみは治療対象にならない程度との説明	L4B	私の場合ではね，このくらいでは治療の対象にならないって。
7	サポーターを購入	10	サポーターを購入	L3F	ですね。それで，それは購入したんです。

とにする。表5-6の「旧コード」の2つ，「腕のむくみのことで主治医に質問」，「病院で主治医に手のむくみの相談」を1つにまとめて，表5-6の左側の欄「コード」，「上肢のむくみを乳がんの主治医に相談」とした。その定義は，「乳がん手術後の上肢のむくみの知覚後，乳がんの主治医に上肢のむくみを相談したことに関する記述」とした。そして，「旧コード」の次の4つ，「主治医からサポーターを勧められる」「柴苓湯の効果の説明」「漢方薬の処方」「手のむくみは治療対象にならない程度との説明」を1つにまとめて，表5-6の左側の欄「コード」，「上肢のむくみに対する医師の提案と説明」とした。さらに，これら2つのコード「上肢のむくみを乳がんの主治医に相談」と「上肢のむくみに対する医師の提案と説明」をさらにまとめることができると考え，新しいコード「乳がんの主治医に上肢のむくみを相談後医師からされた提案と説明」

表5-7 「乳がんの主治医に上肢のむくみを相談後，医師からされた提案と説明」

コード	乳がんの主治医に上肢のむくみを相談後，医師からされた提案と説明
定義	乳がん手術後の上肢のむくみの知覚後，乳がんの主治医に上肢のむくみを相談した後に，医師から受けた提案と説明に関する記述
取り入れ条件	乳がん手術後の上肢のむくみの知覚後，乳がんの主治医に上肢のむくみを相談した際受けた提案（サポーター，漢方薬）とその理由に関する語りはすべてコーディングする。
除外条件	・乳がんの主治医以外の提案と説明は含まない。 ・サポーター，漢方以外の提案は含まない。
具体例	・ここの，先生にちょっといい？ 聞きましたらね。あの，どこかで，あの，サポートみたいなのが売っているところがあるからっていわれたんですね（協力者F） ・病院にいったんです。先生が，少しむくんじゃったねっていう感じでね。これが効くからっていって，数パーセントの人に効くからって，柴苓湯っていう漢方薬をだしてもらったんです…私の場合ではね，このくらいでは治療の対象にならないって（協力者B）

とした（表5-7にコードを示す）。最後のコード「サポーターの購入」は，医師からの提案を受けて，協力者がとったアクションであるため，そのままとした。協力者Bが，処方された漢方薬を飲んだかどうかの語りとその感想は，逐語録の後半で明らかとなっている。

p.41の表5-2に示したテーマ③〜⑤についても，先述のような作業を経て，コードを作成した。医師から提供された情報により，問題解決のプロセスに影響がでると考えられたテーマは，①の「腕の症状発現に対する初期情動反応」の他に，⑤の「リンパ浮腫と共に生きることへの受容の度合い」であった。そして，リンパ浮腫の症状が発現後，協力者が求めたリンパ浮腫療法であるが，試してみて効果がない，あるいは即効性がない等の認識を抱いた者は，療法を継続することが難しいことが明らかになった。

⑧コードの信頼性の確保はどのように行ったか

論文の筆頭著者と質的研究経験の豊富な共著者2名が，逐語録とコードブックを用いて，コーディング過程とコード，テーマを検証した。著者を含めた3

名で，その結果を討議した。

⑨コードをサンプル全体にどのように適応させたか
　コードを，どのようにサンプル全体に適応させたのかの記述はないが，1グループごとにコーディングし，そのコードを，他の2グループの逐語録に当てはめて，コーディングを行った。

　本章では，土屋ら（2012a）の調査研究を例にとり，帰納的 TA（補完的ミックスドメソッド）の手順を解説した。多くの先行研究が，先にインタビュー調査を実施し，その後質問紙の開発などを行うように思われるが，土屋らが行った補完的ミックスドメソッド（質問紙調査を先に実施し，その結果を基にインタビュー調査を実施）の経緯を少しだけ紹介する。
　本章で取り上げた土屋ら（2012a）の調査研究の前に，情報提供のニーズ（Unmet needs）をテーマにした個人インタビューが行われており（Tsuchiya & Horn, 2009），情報提供が十分か否かといった認識がリンパ浮腫を発現した乳がん経験者の心理面に負の影響を与えることを示した。その後，個人インタビューの結果を基に質問紙を作成し，乳がんの手術後上肢に症状を知覚している者に焦点をあて，さらに詳しい話をグループインタビューから得たという経緯があった。
　グループインタビューの参加人数は，もっと多いほうが望ましかったが，グループインタビュー前に実施した質問紙調査がさほど大きなサンプル数ではなかったため，症状を有する者の中からグループインタビューへの参加募集を行い，実際の参加までの間に，かなり数が少なくなってしまった。乳がんの手術後，むくみなどの症状を発現する者が約3割といわれているので，質問紙調査のサンプル数を多くし，その中から参加募集をかける方法をとるか，本章で解説したミックスドメソッドによらず，インタビュー調査単独の帰納的 TA という方法も考えられたと思う。
　しかし，量的調査の結果，数値で理解できない，あるいは結果の解釈が難しい場合などは，本章で解説した帰納的 TA は，量的調査結果を補いながら解釈するのに有用であろう。

【問題】　以下，○か×か考えてみよう（回答は80ページ）。
1．インタビューガイドには核となる質問を記し，追求質問を加える必要はない。

2．質的研究に先立ち，アンケート調査などを経て，サブサンプルの取り入れ条件の設定を検討するとよい。
3．初学者は，コーディング時に in vivo code を用いるとよい。
4．分析の信頼性は，研究者間一貫性，あるいは研究者内一貫性により担保できる。
5．コーディングユニットは文脈に沿って決めるとよい。

第6章
ハイブリッドアプローチ(Hybrid approach)の実例

　本章では，土屋ら（Tsuchiya et al., 2015）が実施した研究（フォーカスグループ・インタビュー）を示し，ハイブリッドアプローチを具体的に解説する。データは，第5章の帰納的TAで紹介した方法で収集したものの一部を使用している。

1．具体的な研究方法はどのようなものか

　TAにおけるハイブリッドアプローチの手順は，次の3段階，①研究デザイン，サンプリングの決定，②生データのコーディング，および信頼性の決定，③②のコードを既存の理論，あるいは自身の仮説による解釈（テーマの生成），から構成される（Boyatzis, 1998, p.44）。
　以下に，土屋ら（Tsuchiya et al., 2015）の研究方法，および内容を示す。

■（1）第1段階：研究デザインとサンプリングの決定
①研究目的は何か
　土屋ら（2015）の研究目的は，リンパ浮腫症状を発現した乳がん経験者が，身近な者にリンパ浮腫の発現について伝えるかどうかの意思決定を，社会相互作用の視点から，探索することであった。

②研究協力者の取り入れ条件と除外条件は何か
　研究協力者（以下協力者とする）の取り入れ条件は，①術側の上肢にむくみ

を知覚している女性乳がん経験者，②連絡先を著者らに知らせることに同意した者，これらの条件を満たす者とした．除外条件は述べられていない．

③サンプリング方法は何か

サンプリング方法は，目的的サンプリングであった．本質的調査研究前に実施した量的調査研究（質問紙調査）に参加した者のうち，取り入れ条件①を満たした者が54名，取り入れ条件②を満たしたものが18名であった．

フォーカスグループ・インタビューの実施会場への利便性を考慮し，グループ分けを行った．そして，18名すべてに調査依頼文を郵送した後，電話で参加意思と同意の確認を行った．12名が参加に同意したが，グループインタビュー当日2名が体調不良を理由に不参加となった．

④インタビューガイドは何か

インタビューガイドは，半構造的であり，主に開かれた質問を用いて，次の9つ，①乳がんの手術後に気づいたこと，②その時どのように感じたか，③①に対して思い当たることはあったか，④誰かに話をしたか，⑤自身が知覚した症状の関連情報を得るためにどのようなことをしたか，⑥医師やセラピストの療法を現在受けているか，⑦（もし受けていれば）どのような療法を受けていて，頻度はどれぐらいか，⑧その療法についてどのように感じているか，⑨上肢の状態について現在どのように感じているかから構成された（本研究では，④の医療者以外の誰かに話をしたかに焦点をあてている）．

⑤セッティングは何か

公的な施設で，1グループ約120分間のフォーカスグループ・インタビューを実施した．著者がファシリテーター，女性研究者がサブファシリテーターを務めた．

■（2）第2段階：具体的な分析方法は何か
①分析ユニットは何か
　分析ユニットに関する記述はないが，乳がん経験者個人である。

②逐語録の作成はどのように行ったか
　すべてのフォーカスグループ・インタビューのセッション（協力者 $N=10$）を録音し，各セッション終了後直ちに，一言一句そのままに文字テキストデータにして逐語録の作成を行った。

③コーディングユニットの決定はどのように行ったか
　論文中にコーディングユニットの記述はないが，1行ごとに逐語録のコーディングを行った。

④コーディングをどのように行ったか
　著者らが，何度も逐語録を熟読した後に，1番初めにインタビューを行ったグループの逐語録からコーディングを行った（心理的な側面にかかわらずすべてをコーディングした）。その内容は，Excelを用いたコードブックに記録された。本研究の目的は，先述したように，「術後にリンパ浮腫症状を発現した乳がん経験者が，身近な者にリンパ浮腫発現について伝えるかどうかの意思決定を，社会相互作用の視点から，探索すること」であったため，協力者の身近な者（家族，友人，同僚，隣人など）にリンパ浮腫症状を話したかどうかに関するコードに焦点をあてた。それらのコードを利用して，2番目，3番目のフォーカスグループの逐語録をコーディングし，コードブックに適宜修正を加えた。3名の研究者が，コード名について逐語録とコードブックを用いて討議した。

⑤協力者間の比較はどのように行ったか
　サブグループを形成するための明確な変数がなかったため，帰納的分析段階では協力者間の比較は行わなかった（第3章の3（2）③を参照のこと）。

表6−1　テーマ（Tsuchiya et al., 2014を筆者訳）

「家族内の社会的役割に対する責任感」 ("Perceived responsibility of social roles within the family")
「他者からの乳がんに対する非支持的な反応」 ("Unsupportive reactions to breast caner from others")

⑥相違性の焦点化はどのように行ったか

　社会相互作用理論を用いた演繹的分析段階で，身近な者との相互作用の違い（ポジティブ／ネガティブ）に焦点化し，リンパ浮腫の発現について伝えるかどうかの意志決定の違いを比較した。

⑦コードの作成はどのように行ったか

　先述したように，著者らは，帰納的分析手法を用いて1行ごとに逐語録のコーディングを行い，その後社会相互作用理論を用いて，演繹的に分析を行った。そして，2つのテーマが生成された（表6−1を参照のこと）。

　第7章の帰納的分析手法と同様に，協力者の語りを見ながら，表6−1に示したテーマの一部を見ていく。

　まず，①の「家族内の社会的役割に対する責任感」であるが，このコードに対応する肯定的，否定的な語りを一部抜粋して，以下に示す。

> その時にあの，子供たちに言ってなかったんですよね。小学校と中学校だったんで，一番思春期だからいえないなって思って。
> （協力者H, Tsuchiya et al., 2015, p.682）

> 体悪いっていえば，確かに何かをしてくれるんでしょうけれども。これ以上負担かけたくないなっていうのがありましたね。…こう，主人にこう，申し訳ないなっていうのがありました。
> （協力者E, Tsuchiya et al., 2015, p.682）

　では，上記の語りをコーディングするとどうなるかを見ていこう。以下の語

りには，便宜的に逐語録の該当箇所を示す行数と協力者のIDを振った。〔 〕内は協力者の語りを活用し作成したコード名を示す。

　L1H　その時にあの，子供たちに言ってなかったんですよね。小学校と中
　〔小学生と中学生の子供たちには伝えなかった〕
　L2H　学校だったんで，一番思春期だからいえないなって思って。
　〔思春期だから言えなかった〕
　(協力者C, Tsuchiya et al., 2015, p.682)

　L1E　体悪いっていえば，確かに何かをしてくれるんでしょうけれども。
　〔体調の悪さを伝えれば，手伝ってくれたと確信〕
　L2E　これ以上負担かけたくないなっていうのがありましたね。…こう，
　〔これ以上の負担はかけたくない〕
　L3E　主人にこう，申し訳ないなっていうのがありました。
　〔夫に対して申し訳ない〕
　(協力者E, Tsuchiya et al., 2015, p.682)

　次に，これらを少しまとめながら，表6-2のコードブックに記してみることにする。
　表6-2の「旧コード」の2つ，「これ以上の負担はかけたくない」と「夫に対して申し訳ない」を1つにまとめ，「夫に伝えなかった理由」とした（表6-2の左側「コード」を参照）。この定義は，「乳がん手術後にリンパ浮腫症状を知覚した後，夫にその症状発現について話さなかった理由の記述」とした（表6-3にコードを示す）。
　本研究の目的を再度確認しておこう。本研究の目的は，「リンパ浮腫症状を発現した乳がんサバイバーが，身近な者にリンパ浮腫について伝えるかどうかの意志決定を，社会相互作用の視点から，探索すること」であった。表6-2のコードから，身近な者にリンパ浮腫について伝えるかどうかの決定要因を探してみると，次の2つ，「子供たちに伝えなかった理由」と「夫に伝えなかっ

表6−2 コードブック例（テーマ①）

No	コード	旧No	旧コード	逐語録該当箇所	語り
1	子供たちに伝えなかった	1	小学生と中学生の子供たちには伝えなかった	L1H	その時にあの，子供たちに言ってなかったんですよね。
2	子供たちに伝えなかった理由	2	思春期だから言えなかった	L2H	小学校と中学校だったんで，一番思春期だからいえないなって思って
3	体調の悪さを伝えれば，支援が得られると理解	3	体調の悪さを伝えれば，手伝ってくれたと確信	L1E	体悪いっていえば，確かに何かをしてくれるんでしょうけれども。
4	夫に伝えなかった理由	4	これ以上の負担はかけたくない	L2E	これ以上負担かけたくないなっていうのがありましたね。…こう，
		5	夫に対して申し訳ない	L3E	主人にこう，申し訳ないなっていうのがありました。

た理由」が該当する．研究目的にも記述されているように，これらを社会相互作用理論的に説明するとどうなるかを見ていく．すなわち，ハイブリッドアプローチの演繹的分析手法部分へと進む．

社会相互作用理論（e.g., Hewitt, 2003; Mead, 1913）によると，人には次の3つの自己（the self），個人的自己（the personal self），状況的自己（the situated self），および社会的自己（the social self）がある．まず，個人的自己であるが，これは本来の自分といえよう．次に，状況的自己であるが，これは社会的役割に付随するが，社会生活の場面が変われば社会的役割も変化する．社会的自己は，どの社会に属しているかといった性質を示すものであり，状況的自己よりも，比較的長く続く性質のものである．

さらに，社会相互作用理論では，人々が行動を起こすまでには，次の3段階，①行動を志向する段階（the personal self "I"），②社会（他者）を基準にして考える段階（"I" look at "Me"），③行動を起こす段階があるとする（Mead, 1913）．そして，②の段階で，具体的な人物（親や友人など），あるいは漠然とした誰か（社会など）に，①で志向した行動が受け入れられないと判断した場合には，その行動は抑制されるとしている．また，①の行動は受け入れられる

表6－3 「夫に伝えなかった理由」

コード	夫に伝えなかった理由
定義	乳がん手術後にリンパ浮腫を知覚した後，夫にその症状発現について話さなかった理由の記述
取り入れ条件	乳がん手術後にリンパ浮腫症状を知覚した後，夫にその症状について話さなかった理由（負担をかけたくない，申し訳ない）に関する語りはすべてコーディングする
除外条件	・乳がん手術後にリンパ浮腫症状を知覚した後，夫にその症状について話した理由に関する説明は含まない ・夫以外の家族（子供，兄弟，姉妹，実父母，義父母），友人，同僚，隣人に話した理由については含まない
具体例	・これ以上負担かけたくないなっていうのがありましたね。…こう，（協力者E） ・主人にこう，申し訳ないなっていうのがありました。（協力者E）

と判断し，その行動を実行したものの，他者から否定的な反応をされた経験を持つ場合には，類似した行動は，将来的に抑制される。

では，「子供たちに伝えなかった理由」の語りをもう一度見てみると，「…一番思春期だからいえないなって思って」であり，先述の社会相互作用理論を用いて解釈してみると，「自分の病気について子供に話すことに関して（"I"），自分の子供は思春期で多感な時期であり，自分のことで動揺させるような，また心配をかけるようなことは，母親として（"I" look at "Me"）伝えることができない」と考えた，といえるであろう。

同様に，「夫に伝えなかった理由」の語り，「これ以上負担かけたくないなっていうのがありましたね。…こう，主人にこう，申し訳ないなっていうのがありました」を先述の社会相互作用理論を用いて解釈してみる。自分の病気について話をすること関して（"I"），夫にこれ以上負担をかけることはできないと思うし，また，妻として（"I" look at "Me"）リンパ浮腫の症状のために仕事，家事や子供の世話などがいままで通りできないとわかれば，（夫は何かしら手伝ってくれるだろうから：表6－2のコード3）申し訳ないと思い，伝えることができないと考えた，となる。

以上から，本研究の協力者は，自分のこと（the personal self）よりも，母

親や妻といった社会的役割（the social self）を優先させることにより，家族にリンパ浮腫について伝えないという意思決定を行ったと結論づけた。そして，本テーマ名を「家族内の社会的役割に対する責任感」とした。

次に，2つ目のテーマである「他者からの乳がんに対する非支持的な反応」を見ていこう。このコードに対応する肯定的，否定的な語りを一部抜粋して，以下に示す。

> でも，いまだに言えません。…子どもも言われたって，あの，近所の方に。『がん患者の子どもってさ，て，家族ってさ，どうなの？』って…絶対弱みをみせたくないっていう…やっぱり私のプライドかな。あの人はって思われちゃうのが嫌なのね。
> （協力者 I, Tsuchiya et al., 2015, p.682）

> どうしても，しょっちゅう会う友達には，話してますね。でも，そうじゃない友達には，言わないで一緒に旅行したりしています。知らない方だといたわりもないですけれども。知らないから普通通りに扱ってもらえますので，それもまた，必要なことかなって。
> （協力者 F, Tsuchiya et al., 2015, p.683）

では，上記の語りをコーディングするとどうなるかを見ていこう。以下の語りには，便宜的に逐語録の該当箇所を示す行数と協力者の ID を振った。〔 〕内は協力者の語りを活用し作成したコード名を示す。

L1｜ でも，いまだに言えません。…子どもも言われたって，あの，近所の方
（病気のことは隣人には言えない）
L2｜ に。『がん患者の子どもってさ，て，家族ってさ，どうなの？』って…絶
（子供に『がん患者の子どもはどうだ』と尋ねた）
L3｜ 対弱みをみせたくないっていう…やっぱり私のプライドかな。あの人
（プライドがあるから自分の弱みを見せたくない）

L4I　はって思われちゃうのが嫌なのね。
（隣人から，あの人はがん患者だからと思われたくない）
（協力者I, Tsuchiya et al., 2015, p.683）

L1F　どうしても，しょっちゅう会う友達には，話してますね。でも，そ
（頻繁に会う友達には病気のことを話した）
L2F　うじゃない友達には，言わないで一緒に旅行したりしています。知
（旅行に行く仲でも頻繁に会わない友人には話していない）
L3F　らない方だといたわりもないですけれども。知らないから普通通り
（いたわりもなく普段通り）
L4F　に扱ってもらえますので，それもまた，必要なことかなって。
（自分に必要な扱われ方）
（協力者F, Tsuchiya et al., 2015, p.683）

　次に，これらを少しまとめながら，次ページの表6－4のコードブックに記してみることにする。
　表6－4の「コード」の2つ，「子どもへの配慮を欠いた質問」，「プライドの保持」をさらに1つにまとめ，「隣人に伝えなかった理由」とすることができよう。この定義は，「乳がん手術後にリンパ浮腫症状を知覚した後，隣人にその症状発現について話さなかった理由の記述」とした（表6－5にコードを示す）。
　表6－2のコードから，身近な者にリンパ浮腫発現について伝えるかどうかの決定要因を探してみると，次の2つ，「2．隣人に伝えなかった理由」と「4．友人に伝えなかった理由」が該当する。先述の，子供たちと夫に伝えなかった理由で行ったのと同様に，社会相互作用理論的に説明するとどうなるかを見ていくことにしよう。
　「2．隣人に伝えなかった理由」の語りをもう一度みてみると，「…『がん患者の子どもってさ，て，家族ってさ，どうなの？』…」であり，隣人は，協力者が乳がんに罹患したことは知っているようである。しかし，協力者の子ども

表6-4　コードブック例（テーマ②）

No	コード	旧No	旧コード	逐語録該当箇所	語り
1	隣人に伝えなかった	1	病気のことは隣人には言えない	L1I	でも，いまだに言えません。…
2	子どもへの配慮を欠いた質問	2	子どもに『がん患者の子どもはどうだ』と尋ねた	L2I	子どもも言われたって，あの，近所の方に。『がん患者の子どもってさ，て，家族ってさ，どうなの？』って…
3	プライドを保つ	3	プライドがあるから自分の弱みを見せたくない	L3I	絶対弱みをみせたくないっていう…やっぱり私のプライドかな。
		4	隣人から，あの人はがん患者だからと思われてたくない	L4I	あの人はって思われちゃうのが嫌なのね。
4	友人を選択して話した	5	頻繁に会う友達には病気のことを話した	L1F	どうしても，しょっちゅう会う友達には，話してますね。でも，そうじゃない友達には，言わないで一緒に旅行したりしています。
		6	旅行に行く仲でも頻繁に会わない友人には話していない	L2F	
5	友人に伝えなかった理由	7	いたわりもなく普段通り	L3F	知らない方だといたわりもないですけれども。知らないから
		8	自分に必要な扱われ方	L4F	普通通りに扱ってもらえますので，それもまた，必要なことかなって。

に対して，非常に配慮を欠いた質問をしたことに対して，協力者が大変憤っていたさまが，次の語り，「…弱みをみせたくないっていう…やっぱり私のプライドかな」からもわかる。先述の社会相互作用理論を用いて解釈してみると，「自分の乳がんについて話してみたが，自分の子どもに対して興味本位な質問をし，配慮に欠けていると感じた。次回，がんに関することを隣人に伝えると，再び配慮に欠けた対応をされるに違いない。子どもの心や，自分自身のプライドを守るために，今後は何も話さないことが得策であろう」と考えた，といえるであろう。

次に，「友人に伝えなかった理由」の語り，「…いたわりもないですけれども。

1. 具体的な研究方法はどのようなものか　61

表6－5　「隣人に伝えなかった理由」

コード	隣人に伝えなかった理由
定義	乳がん手術後にリンパ浮腫症状を知覚した後，隣人にその症状発現について話さなかった理由の記述
取り入れ条件	乳がん手術後にリンパ浮腫症状を知覚した後，隣人にその症状について話さなかった理由が，乳がんに対する隣人の反応，および協力者自身の反応であった場合にはすべてコーディングする
除外条件	・乳がん手術後にリンパ浮腫症状を知覚した後，隣人にその症状について話した理由の記述は含まない ・隣人以外の家族（夫，子ども，兄弟，姉妹，実父母，義父母），友人，同僚に話した理由については含まない ・乳がんに対する隣人の反応と協力者の反応以外に関する語りは含まない
具体例	・『がん患者の子どもってさ，て，家族ってさ，どうなの？』って…（協力者I） ・弱みをみせたくないっていう…やっぱり私のプライドかな。（協力者I） ・あの人はって思われちゃうのが嫌なのね。

知らないから普通通りに扱ってもらえますので，それもまた，必要なことかなって」を先述の社会相互作用理論を用いて解釈してみる。この協力者は，コード「友人を選択して話した」に示されているように，自分にとって支持的な者，あるいはそうでない者を感覚的にわかっており，配慮を欠くような他者からの対応を回避するために，選択的な開示を行った，となる。そして，病気を伝えて支援を得るよりも，普段通りに接してもらった方が自己の一貫性に有用であり，不快な思いをしなくてよいと判断した，となろう。

　以上から，本研究の協力者は，リンパ浮腫症状を伝えるという行動を起こす以前に，乳がんに対して他者から配慮を欠くような対応をされたり，あるいはそのような対応をされるかもしれないと想像したりすることにより，全く病気について話をしない，あるいは選択的な開示を選択したと結論づけた。そして，本テーマ名を「他者からの乳がんに対する非支持的な反応」とした。

⑧コードの信頼性の確保はどのように行ったか

　論文の筆頭著者と質的研究経験の豊富な共著者2名が，逐語録とコードブックを用いて，コーディング過程とテーマ名を検証した。著者を含めた3名で，

その結果を討議した。

⑨ コードをサンプル全体にどのように適応させたか

　コードをどのようにサンプル全体に適応させたのかの記述はないが，1グループごとにコーディングし，そのコードを，他の2グループの逐語録にあてはめて，コーディングを行った。社会相互作用理論を用いた演繹的分析は，すべてのグループのコーディングが終了後に実施した。

　本章では，土屋ら（2015）の調査研究を例にとり，ハイブリッドアプローチの手順を解説した。この手法は，社会学系や健康心理学系の調査研究で用いられているのを散見する程度であるが，帰納的分析結果の中に理論を探すという難しい作業をせずとも，研究者の哲学的背景や研究テーマにおける理論を用いて再分析できる点が利点といえる。

　本章で取り上げた分析は，第5章で解説した土屋ら（2012a）の調査研究で得たデータの一部を使用して行った。従って，全体的に十分にテーマが発達していない。そこで，本研究では，事象のエッセンスを抽出することとし，後に質問紙調査で，本研究から導き出された仮説の検証を行った（Tsuchiya et al., 2012b）。

　帰納的 TA 後の演繹的 TA で用いた理論の選択について触れたいと思う。本研究のテーマでもある，がん患者・経験者の病名を伝えるか否かという問題は，社会生活を送るうえで極めて重大な問題であり，伝えたがための不利益，伝えなかったための困難，あるいは伝えたことによるサポートの獲得など，さまざまな影響がある。それゆえ，本研究では，社会生活を送るうえでの，周りの人々との相互作用に焦点をあて，ハイブリッドアプローチの演繹的 TA では，社会相互作用理論を応用することとした。

　本書を通じて，「TA は flexible である」と述べたが，ハイブリッドアプローチは，研究者の哲学的立ち位置を強く反映できる分析方法であり，個人的にはどのような解釈ができるのか，と頭を悩ませながらも刺激的な作業を行えたと記憶している。

【問題】　以下，○か×か考えてみよう（回答は80ページ）。

1．ハイブリッドアプローチとは，演繹的分析を実施した後に帰納的分析を行うことをいう。
2．ハイブリッドアプローチで演繹的分析を実施する場合には，必ず社会相互

社会理論を用いるのがよい。
3．コーディングの正確性や分析の確かさを，質的分析の指導者とともに確認した方がよい。
4．帰納的分析に演繹的分析を加えると，記述レベルの分析を超えることができる。
5．コードブックを用いると，対象者間の比較が容易となる。

第7章

結果のまとめ方

　本章では，まず研究協力者（以下協力者とする）の属性のまとめ方を示し，次にTAの結果のまとめ方として，次の2つ，①協力者の語りを用いる方法，②分析結果を数量化する方法について述べる。質的分析の結果を数値に転換すること自体に違和感を覚える者もいるかと思うが，どちらの方法も理解したうえで，自身の研究にとって，よりよい方法を判断し選択していただきたい。ただし，TAの結果のまとめ方として，①と②のどちらの方法が適切であるかは，研究目的によるので，図表等を作成する前に十分にその必要性について吟味する必要がある。

1．協力者の属性

　インタビューに参加した協力者の属性（年齢，性別，疾患に関する情報など）を表にまとめるとよいであろう。先述の①協力者の語りを用いる場合，各協力者の属性情報は，読み手が語りを理解するうえでの手助けとなる。個人情報のとり扱いに細心の注意を払う必要があり，年齢の表記を，例えば35歳とはせずに，30代とするように求めてくる学術雑誌もあるので留意していただきたい。一方，②分析結果を数量化する場合には，例えば，30代は何パーセントといった数値を表す方が，読者に理解されやすいであろう。以下の表7－1，表7－2に，協力者の属性の示し方の例を2通り示す。

表7-1 協力者の属性（結果に語りを用いる場合）(Tsuchiya et al., 2012a を筆者訳，一部改編)

年齢	既婚歴	教育歴	仕事	術式	ALND	病期	術後経過年数	上肢症状年数
69	既婚	高卒	なし	MTM	あり	IIB	2.3	1-2.9
65	既婚	高卒	なし	MTM	あり	I	26.5	3-4.9
39	独身	高卒	あり	MTM	あり	IIIB	4.3	3-4.9
43	既婚	短大卒	あり	LTM	あり	IIA	2.2	1-2.9
51	既婚	専門学校卒	あり	LTM	あり	IIA	4.8	3-4.9
60	既婚	短大卒	なし	LTM	あり	IIB	1.6	<1
47	既婚	大学卒	なし	LTM	あり	IIA	1.4	<1
52	既婚	短大卒	あり	MTM	あり	I	4.4	≧5
53	既婚	高卒	なし	—	あり	IIA	3.0	3-4.9
54	既婚	専門学校卒	あり	LTM	あり	IIA	1.2	<1

注) MTM = 乳房切除術，LTM = 乳房温存術，ALND = 腋窩リンパ節郭清。

表7-2 協力者の属性（結果を数量化する場合）
(Tsuchiya et al., 2015 より作成)

変数	n (%)
年齢（平均値±）	47.9 (18.89)
性別	
男性	34 (37.4)
女性	57 (62.6)
既婚歴	
独身	25 (27.5)
既婚	66 (72.5)
仕事	
あり	40 (44.0)
なし	51 (56.0)

2. 協力者の語りを用いた結果のまとめ方

協力者の語りを用いて結果をまとめる方法は，質的分析法を用いた研究で広く用いられており，TAに限ったやり方ではない。一般的に，この方法が適しているのは，①協力者数が少ない場合，②（多くの質的研究が結果の一般化を

求めているかというとそうではないことは，ボヤツィスも認めているところであるが）結果の一般化を求めない場合，③結果に強い特異性が認められる場合などである（Boyatzis, 1998, p.129）。

結果の表し方としては，TAから生成されたテーマを見出しとし，そのテーマに対応する協力者の語りを記述することが多い（演繹的TAの場合には，理論や先行研究で使用されていたコード，あるいはそれらを包括するテーマを見出しとし，そのコード（テーマ）に対応する協力者の語りを記述する）。第6章のハイブリッドアプローチを例にとれば，p.54の表6－1に示したテーマの1つ目，「家族内の社会的役割に対する責任」を見出しとする。そして，それに対応する協力者の語りを，コードブックの中から選択する。その際，そのテーマに対応する協力者の語りが膨大にある場合には厳選することになる。ボヤツィスによれば，よいテーマの条件の1つに，肯定的，否定的な具体例の両者が含まれていることがある（第3章参照のこと）。このことを念頭において，協力者の語りを選択する必要があろう。その他，ゲストら（Guest et al., 2012, pp.267-268）の注意点を，表7－3に示す。

そして，テーマを支えるサブカテゴリーが複数ある場合には，それぞれのサブカテゴリーを小見出しとして，それぞれに対応する語りを記述することとなる。この場合には，見出しのテーマのすぐ下に，テーマとサブカテゴリーが階層的な関連性にあることを示す説明文を加えておくとよいであろう。図7－1と図7－2に，記述例を示す（語りの記述の仕方は，第4章〜第6章を参照のこと）。

表7－3　語りの選択および表記に関する注意事項（Guest et al., 2012を筆者訳，一部抜粋）

① テーマに対応する協力者の語りにバリエーションがあること
② 自身の理論展開や結果の解釈のキーとなる語りを含むこと
③ 明確で短い語りであること
④ 文法的に間違っていても口語体そのままに語りを抜き出すこと
⑤ 長い語りの場合には，適宜省略できること（省略した箇所には「...」を挿入すること）
⑥ 言葉を補足することによって意味がわかりやすくなる場合には，言葉を追加することができること（追加した箇所には〔　〕内に追加すること）

> 結果
> 5つの主テーマが生成された。それらは，①腕の症状発現に対する初期情動反応，②リンパ浮腫療法の希求（サブカテゴリー：外科医からの援助の希求，さまざまな資源からの更なる援助の希求，外科医への情動反応），③身体的制約，④療法継続の必要性（サブカテゴリー：リンパ浮腫療法の効果への懐疑心，症状コントロールのための代わりの方法），⑤リンパ浮腫と共に生きることへの受容の度合い，であった。

図7−1　複数のサブカテゴリーがある場合の記述（Tsuchiya et al., 2012a を著者訳）

> テーマ4．療法継続の必要性
> 情報収集するためにさまざまな努力をしたり，リンパ浮腫療法を求めたりした後に，協力者は，それらの療法が不便で効果的でないと考えるようになっていった。（リンパ浮腫の）リスク行動を回避する自己努力は，リンパ浮腫の症状をコントロールするために好ましい方法として，語られている。協力者の中には，療法を続けることは価値がないと結論づける者もいた。
> リンパ浮腫療法の効果への懐疑心・・・・・・・・・・・・・・・・・・・・・・・・

図7−2　1つのテーマにサブカテゴリーが複数ある場合の記述（Tsuchiya et al., 2012a を著者訳）

3．分析結果を数量化するまとめ方

　分析結果を数量化する方法は，内容分析（Berelson, 1952）以外の質的分析ではあまり用いられない。しかし，読み手が科学分野の者や，全く質的研究法に明るくない者の場合には，数量化した結果の方が理解されやすいという利点がある。さらに，系統的に結果を表現したい場合，あるいはサブグループごとに比較して表現したい場合にも，数量化は有用であろう。ちなみに，この方法が適しているのは，協力者数が十分確保されている場合である（10名中5名該当した場合に，「協力者の50％が」と表記することには違和感があろう）。

　TAの結果を数量化する主な方法として，次の2つ，①テーマ，あるいはサブカテゴリーにおける回答数を集計したり，テーマ，あるいはサブカテゴリーを属性など（性別や年齢）別に同時生起確率行列（co-occurrence matrix）集計したりする場合，②クラスター分析などの統計学的手法を用いる場合などがある。①の方法は，質的研究結果を報告している学術論文の中でもよく見かける。①と②のどちらが，TAが得意とするパターンをうまく表現できるのかと問われれば，②のクラスター分析などの統計学的手法を用いた方が，パターン

表7-4 テーマ名とサブカテゴリーにおける回答頻度 (Tsuchiya, 2015を筆者訳)

テーマ名	サブカテゴリー	対象者 (N=91)	
		N	%
恐ろしい病気	死	30	33.0
	不治の病	25	27.5
	長く辛いがん治療	13	14.3
	がん治療の効果の不確かさ	11	12.1
	患者やその家族に与える心理的・経済的影響	11	12.1
	深刻な病	7	7.7
	がんの進行による身体の衰弱	7	7.7
	恐ろしい病	6	6.6
基本的な知識	がん治療	9	9.9
	日本におけるがんの罹患	8	8.8
	日本におけるがんによる死亡	4	4.4
治癒可能な病気	早期発見による治癒	13	14.3
	早期治療による治癒	4	4.4
がんの原因	がんの原因	7	7.7
他人ごとではない病気	他人ごとではない病	7	7.7

%，割合。恐ろしい病気＝人々の人生に大きな変化を与える恐ろしい病気，治癒可能な病気＝早期発見・早期治療で治癒可能な病気。

の客観性が増すという意見もある（Guest et al., 2003）。

　まず，①テーマ，あるいはサブカテゴリーにおける回答数を集計した例として，筆者の調査研究（Tsuchiya, 2015）を示す。この研究では，91名分の自由記述を帰納的 TA でコーディングした。その結果，5つのテーマが抽出された（この場合は本書で紹介したミックスドメソッドではない）。そして，5つのテーマ中，3つのテーマは複数のサブカテゴリーに支えられていた。数値への変換方法として，サブカテゴリーに対応する回答数が，協力者数全体の何パーセントにあたるかを算出した。その結果を，表7-4に示す。

　次に，②クラスター分析を用いた例を紹介する。ゲストとマクレラン（Guest

& McLellan, 2003）は，HIV予防ワクチンの有効性について調べた大規模調査の後に，インタビュー調査を実施した。そのインタビューでは，35名の男性を対象に，HIVのリスクを軽減するためのカウンセリングの有用性について尋ねている。帰納的TAの結果，多数のテーマが生成された。ゲストとマクレランは，先述の同時生起確率行列を用いることは，結果の表記が複雑になりすぎると判断し，より客観性の高いクラスター分析を用いてパターン化しようと試みた。統計解析の結果，3つのクラスターが得られたとされる（統計解析結果のアウトプットは，多変量解析に関する教科書などをご参照いただきたい）。その3つそれぞれのクラスターに対応する語りをコードブックから探し，上記①の方法で記述している。

　クラスター分析を用いた例をもう1つ挙げておこう。アーマッドら（Ahmad et al., 2012）は，カナダにおける南アジア出身の女性を対象に，マンモグラフィー（乳がん早期発見のためのX線検査）への信念や障壁，および検査参加率を上昇させる方略を探索することを目的にフォーカスグループ・インタビュー，および個人面接を行った。まず，「なぜマンモグラフィー検査を受けなかったのか」（p.244）について，話し合いが持たれ，その結果，67の理由があがった。それらを，類似している内容ごとにまとめコードをつけた。最後に，「2年ごとにマンモグラフィー検査を受けることを促進するのに重要なこと」という視点から，それらのコードに順位づけがされた（得点化）。統計解析の結果，67の理由は，次の8つ，「知識のなさ」「がんへの恐怖心」「言語や移動手段」「マンモグラフィー・センターの利便性」「医者へのアクセス」「セルフケア」「俗説や実践」「家族の依存」に分類された。そして，論文中には，このクラスター分析の結果が図として示された。さらに，8つの分類の順位得点を活用し，カナダ在住年数で層別化し，平均値を比較し，表にまとめている。

【問題】　以下，○か×か考えてみよう（回答は81ページ）。
1．結果の発表をする際には，協力者の属性を示す必要はない。
2．結果のまとめ方として，協力者の語りを引用する場合には，自分の好きな語りを選べばよい。

3．分析結果を数量化することにより，量的研究者とコミュニケーションしやすくなることもある。
4．テーマティック・アナリシス法の分析結果をもとに，クラスター分析などを用いて，パターンを検証することができる。
5．テーマに対する協力者の語りにヴァリエーションがなくても，1つのテーマとして成り立つ。

第8章
結果の解釈の仕方

　本章では，TAの結果の解釈の仕方として，次の2つ，①先行研究の結果との類似性を見出す方法，②先行研究の結果との相違性を見出す方法について述べる。そもそも，質的研究の醍醐味は，今まで明らかにされていないことを探索することであるが，なかなか文化差や疾患特有の問題点などを分析結果から浮き彫りにすることが難しいことがある。心理学の分野でいえば，普遍性（universality）を追い求める中で発展してきた理論が多数あり，質的分析により得られた結果に対して，ある程度の理論的な説明がついてしまうことが多い。従って，上記2つのアプローチについて取り上げることにした。

1．先行研究の結果との類似性を見出す方法

　まず，自身の分析結果をよく眺めていただきたい。グラウンデッド・セオリー（Strauss & Corbin, 1998）では，暫定的に抽出されたテーマ間の関連性を，ストーリーラインのメモを用いて記述することが推奨されているが，テーマ間の関連性を図に表してみてもよい（これを，コンセプトマッピング（concept mapping）とよぶ，Kane & Trochim, 2006）。質的分析ソフトを用いると，簡単にこの図が描けるが，自分でその関連性を見出してみることも必要である。例えば，第5章で，帰納的TAの実例として，土屋ら（Tsuchiya et al., 2012a）の調査研究を紹介した。その研究目的は，リンパ浮腫を発現した乳がん体験者の問題解決プロセスを探索することであったが，抽出されたテーマを時系列に並べ図に表す試みを行った（図8－1参照のこと）。

　図8－1の説明を簡単にすると，乳がん手術後の上肢に症状が発現した後，

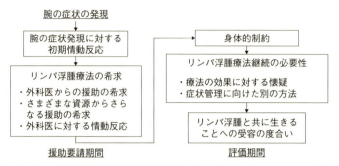

図8-1　テーマ間の関連性と問題解決に向けたプロセス（Tsuchiya et al., 2012a を筆者訳）

研究協力者（以下協力者とする）は，リンパ浮腫のリスクに関する情報提供の有無により情動反応に違いがあったが，その後のリンパ浮腫に対する療法を求める行動には違いはなく，さまざまな資源から助言を得たり，療法の提供を受けたりした。日常生活に影響するほどの症状となったが，協力者は，勧められた療法等を試してみたももの，即効性が実感されないとその療法を継続することに懐疑的になった。このようなプロセスは，現在リンパ浮腫と共に生きていることへの認知的評価（受容の程度）へとつながっていった。

　次に，図8-1を眺めてみて，これらの一連のプロセスの根底にあるものは何であるかを考えてみることが大切である。第2章で，先行研究で明らかになっていること，明らかになっていないことを明白にし，先行研究で明らかになってないことを研究テーマとするのがよいと述べた。しかし，これと，一連のプロセスの根底にあるものを先行研究から探す作業とは矛盾しない。なぜなら，図8-1の例では，乳がん経験者におけるリンパ浮腫症状への問題解決のプロセスを示したが，他の疾患で晩期障害や後遺症が発現した者の問題解決のプロセスと類似点があるかもしれないからだ。すなわち，次の段階として，図8-1に隠れている「理論」を探す作業を行うことに集中する。

　その探し方であるが，多くの理論を知識として身につけておくことが望ましいが，コーディング終了後，再度文献検索を行うとよいであろう。当初の研究計画では，研究協力者を絞り込みすぎていたかもしれないので，広く検索をかけてみるとよい。図8-1の例に戻ると，レーベンタールら（Leventhal et al.,

1. 先行研究の結果との類似性を見出す方法　75

1984）の自己調整モデル（the self-regulatory model）と類似していることに気付いた。レーベンタールらの自己調整モデルとは，人々が身体症状の認知を自分の経験や知識などから判断するとした常識モデル（common sense model: Leventhal et al., 1980）を発展させたモデルである。ちなみに，常識モデルでは，人々が身体症状の知覚から結末の予測をするまでに，5つの要素があるとした。それらは，①病気の同定，②治癒までの時間の推定，③原因の探索，④身体的心理社会的影響の予測，⑤治癒可能性の予測である。後に，上記5つの要素に加え，①症状に対する情動反応（恐れや不安など），②①に対する問題解決を図ろうとする過程も並行して行われることを追加し，自己調整モデルとした。

　この自己調整モデルを活用して，図8－1を解釈してみると，リンパ浮腫のリスクに関する情報提供の有無は，症状の同定（発現した症状は何であるか）や原因の探索（乳がん治療による症状の発現）に影響を与えるといえる。そして，プロトタイプがないゆえの症状の同定や原因の探索がうまくいかないと，症状への情動反応は不安や心配といった傾向になるといえる。しかし，症状の同定や原因の探索，あるいは症状の軽減といった問題解決のためには，医療者からの適切な治療や助言を得る必要があり，医療機関を受診することとなった。しかし，勧められたリンパ浮腫の療法を試みてみても，治癒までの時間の推定や治癒可能性の予測が低いと（即効性が認められないなど），勧められた療法を継続することがないことが示された。自己調整モデルは，リハビリテーションなどのアドヒアランス行動をよく予測するとされており，本調査でも問題解決のプロセスには，情報提供の有無といった知識獲得のための資源の他に，協力者の認知が働くことが示された点で，乳がん経験者における問題解決行動にも自己調整モデルが応用できると考えられた。

　最後に，自身の研究結果が，先行研究で示された理論と類似していたからといってがっかりすることはない。質的研究が目指すところからは外れてしまうが，普遍性の発見，あるいは人類に共通する原理を見出すことは大いに意義がある。大切なことは，既存の理論を用いて，自身の研究結果の大枠を解釈するとともに，注意深く，相違性を探す作業も行ってみることである。

2．先行研究の結果との相違性を見出す方法

　先述の，先行研究の結果との類似性を見出す方法と同様に，まず，自身の分析結果をよく眺めていただきたい。例えば，第6章で，ハイブリッドアプローチの実例として，土屋ら（Tsuchiya et al., 2015）の調査研究を紹介した。その研究目的は，リンパ浮腫症状を発現した乳がん経験者が，身近な者にリンパ浮腫の発現について伝えるかどうかの意思決定を社会相互作用の視点から，探索することであった。自身の病気について，身近な者（家族や友人など）に伝えるかどうかは，がん体験者が社会生活をおくるうえで，重要な問題である。
　先述したように，分析終了後，すなわち解釈を加える段階で，再度文献検索を行ってみると，国内外でもこのテーマに関する知見が蓄積されているのがわかった。例えば，アメリカの研究では，多くの乳がん体験者が自分の病気について，友人に話すとされている。その理由は，乳がん体験者は，話すことにより情動面でのサポートが得られることを期待しているからとされる（Figueiredo et al., 2004）。しかし，アメリカの研究であっても，中国系住民を対象とした調査では，手術が終了してから家族に乳がんの診断について話す傾向にあることが示されている。その理由は，家族に心配をかけたくないからとされる（Yoo et al., 2010）。以上から，アメリカの研究であっても，対象となっている人種が異なれば，結果も異なってくることがわかる。もちろん，比較研究ではないので，先述の2つの調査研究の相違が文化差であるとは言い切れないが，日本の場合はどうであろうか，という視点で，結果を眺めることができよう。第6章で示したように，土屋らの研究の協力者は，自身の病気のことよりも母親や妻といった社会的役割を優先させることが示された。この結果を，アメリカの先行研究の結果と比べて考察で論じることもできるであろう。

【問題】　以下，○か×か考えてみよう（回答は81ページ）。
1．テーマティック・アナリシス法の結果は，先行研究との類似性のみに焦点をあてて論じるのがよい。

2．コンセプトマッピングとは，テーマ間の関連性を図に表すことである。
3．テーマティック・アナリシス法の結果やテーマの関連性の中に理論を探すことはしなくてよい。
4．文化差や疾病特有の事象について，考察で論じるのがよい。
5．先行研究の結果と類似した結果が得られた場合には，その研究には意味がない。

章末問題の回答

第1章　質的研究とは
1. 質的研究は，プロセスや主観性を大切にする。　　　　　　（○）
2. 質的研究は，検証型というよりは探索型の研究方法である。　（○）
3. 質的研究のおいては，分析の厳密性は求められない。　　　（×）
4. 日本固有の文化的問題を扱うのが得意なのは，量的研究である。（×）
5. 質的研究者のインタビューにおける困難さの1つは，協力者との距離感の保持である。　　　　　　　　　　　　　　　　　　　　（○）

第2章　質的調査研究実施前の心得
1. 質的調査研究の実施のための準備はとても重要である。　　（○）
2. 研究目的は，頭の中で思い浮かべることができれは記述しなくてよい。
　　　　　　　　　　　　　　　　　　　　　　　　　　　　（×）
3. 質的研究のサンプリングは，無作為抽出法を用いることが多い。（×）
4. インタビューは気軽にできるので，トレーニングを受ける必要はない。
　　　　　　　　　　　　　　　　　　　　　　　　　　　　（×）
5. 逐語録とは，インタビューの録音データを文字テキストデータにしたものを指す。　　　　　　　　　　　　　　　　　　　　　　　（○）

第3章　テーマティック・アナリシス法の概要
1. テーマティック・アナリシス法は分析手法であり，事象のパターンを見出すことを得意とする。　　　　　　　　　　　　　　　　　（○）
2. テーマティック・アナリシス法には，3つの手法（演繹的手法，帰納的手法，ハイブリッドアプローチ）がある。　　　　　　　　　　　（○）
3. テーマティック・アナリシス法を用いて，ミックスドメソッドはできない。
　　　　　　　　　　　　　　　　　　　　　　　　　　　　（×）

4．テーマティック・アナリシス法における，よいコードの条件は3つのみである。　　　　　　　　　　　　　　　　　　　　　　　　　　　　　（×）
5．テーマティック・アナリシス法は，協力者間，あるいはサブグループ間の比較により，類似点と相違点を発見することができる。　　　　　　（○）

第4章　演繹的TAの実例
1．演繹的手法は，質的研究に慣れた者が行うことが多い。　　　　　（×）
2．演繹的手法を実施前に，先行研究で使われているコードや理論を調べる必要がある。　　　　　　　　　　　　　　　　　　　　　　　　　　（○）
3．演繹的手法はボトムアップ式である。　　　　　　　　　　　　　（×）
4．演繹的手法を用いると，インタビューデータの中に説明がつかない事象がとり残される可能性がある。　　　　　　　　　　　　　　　　　　（○）
5．コーディング前にコーディングユニットを決め，コーディングのプロセスをコードブックに記録する必要はない。　　　　　　　　　　　　　（×）

第5章　帰納的TAの実例
1．インタビューガイドには核となる質問を記し，追求質問を加える必要はない。　　　　　　　　　　　　　　　　　　　　　　　　　　　　　（×）
2．質的研究に先立ち，アンケート調査などを経て，サブサンプルの取り入れ条件の設定を検討するとよい。　　　　　　　　　　　　　　　　　（○）
3．初学者は，コーディング時にin vivo codeを用いるとよい。　　　（○）
4．分析の信頼性は，研究者間一貫性，あるいは研究者内一貫性により担保できる。　　　　　　　　　　　　　　　　　　　　　　　　　　　　（○）
5．コーディングユニットは文脈に沿って決めるとよい。　　　　　　（×）

第6章　ハイブリッドアプローチの実例
1．ハイブリッドアプローチとは，演繹的分析を実施した後に帰納的分析を行うことをいう。　　　　　　　　　　　　　　　　　　　　　　　　　（×）
2．ハイブリッドアプローチで演繹的分析を実施する場合には，必ず社会相互

社会理論を用いるのがよい。 (×)
3．コーディングの正確性や分析の確かさを，質的分析の指導者とともに確認した方がよい。 (○)
4．帰納的分析に演繹的分析を加えると，記述レベルの分析を超えることができる。 (○)
5．コードブックを用いると，対象者間の比較が容易となる。 (○)

第7章　結果のまとめ方

1．結果の発表をする際には，協力者の属性を示す必要はない。 (×)
2．結果のまとめ方として，協力者の語りを引用する場合には，自分の好きな語りを選べばよい。 (×)
3．分析結果を数量化することにより，量的研究者とコミュニケーションしやすくなることもある。 (○)
4．テーマティック・アナリシス法の分析結果をもとに，クラスター分析などを用いて，パターンを検証することができる。 (○)
5．テーマに対する協力者の語りにヴァリエーションがなくても，1つのテーマとして成り立つ。 (×)

第8章　結果の解釈の仕方

1．テーマティック・アナリシス法の結果は，先行研究との類似性のみに焦点をあてて論じるのがよい。 (×)
2．コンセプトマッピングとは，テーマ間の関連性を図に表すことである。 (○)
3．テーマティック・アナリシス法の結果やテーマの関連性の中に理論を探すことはしなくてよい。 (×)
4．文化差や疾病特有の事象について，考察で論じるのがよい。 (○)
5．先行研究の結果と類似した結果が得られた場合には，その研究には意味がない。 (×)

あとがき

　本書では，テーマティック・アナリシス法について，実例を挙げて解説してきましたが，読み終わられてどのような感想を持たれたでしょうか。

　本書では，インタビュー調査におけるテーマティック・アナリシス法を用いたコーディング，および分析の厳密さについて強調してきました。しかし，この手法が，質的研究において万能選手であるとは考えておりませんので，研究目的に見合った分析方法や手法の選択をしていただければ幸甚です。冒頭で述べましたように，本書は，質的研究者の分析に関する手持ちの駒を増やす一助となることを願って執筆いたしました。ご自身の研究で応用できそうな部分があれば，取り入れていただければと思います。

　本書では，質的研究の本質，インタビュー技術の獲得の方法などについて，詳細は述べていません。また，研究計画の立案から報告（論文執筆）までの一連のプロセスを順に示しておりませんので，初学者の方は是非それらを参考書などで補ってください。

　最後に，質的調査研究の英語での論文化を目指す方に向けて，ゲストら（Guest et al., 2012）の書籍でも紹介されていますが，BioMed Central の査読ガイドラインをご紹介します（付録をご参照ください）。BioMed Central を選んだ理由ですが，個人的には，質的調査研究の結果は，量的研究者にも納得させられるものでなくてはならないと考えているからです。そして，国際誌における査読時のポイントを理解することにより，よりよい研究立案，倫理的配慮，インタビュー準備，データ分析，そして論文執筆に役立てていただけると思います。

2016年9月21日
土屋雅子

付　録
質的研究査読ガイドライン―RATS

投稿論文中に含まれるべきこと

1．リサーチクエスチョンの関連性（R: Relevance of study question）	
リサーチクエスチョン	・明確な記述
	・先行研究，理論，政策などとの関連づけとその正当性
2．質的研究法は適切な選択か（A: Appropriateness of qualitative methods）	
	特定の方法（インタビューなど）の選択理由とその正当性
3．調査手順の透明性（T: Transparency of procedure）	
サンプリング	協力者の選択基準とその説明
リクルート	・リクルートの方法の詳細と実施者
	・協力者の不参加の決定者とその理由
データ収集	・データ収集の方法と例（インタビューガイドなど）
	・協力者やデータ収集の場所の記述
	・データ収集終了時期とその理由の記述
研究者の役割	・臨床家と研究者の両方を兼ねていたか
	・上記の場合，倫理面での論議
	・研究者が与える影響について，リサーチクエスチョンの選定，データ収集，分析結果の解釈について批判的吟味
倫理的配慮	・説明と同意のプロセスの明確で詳細な記述
	・個人情報の匿名性や機密性の保持
	・倫理審査の承認を得ているかの記述
4．結果の解釈の健全さ（S: Soundness of interpretive approach）	
分析	・分析方法の詳細な記述とその正当性
	・分析の質に関する記述（帰納的か演繹的か）
	・ネガティブケースの分析と提示
	・語りの引用の選択に関する記述
	・適切な場合には，数値化
	・厚い記述か
	・信頼性の確認に関する記述とその正当性

考察と体裁	・得られた結果と既存理論や先行研究との関連づけ，および知への貢献に関する記述 ・研究の強みと弱みの記述と検討 ・投稿規程に沿っているか

出典：http://www.biomedcentral.com/authors/rats より一部抜粋して筆者訳。

引用文献

Ahmad, F., Mahmood, S., Pietkiewicz, I., McDonald, L., & Ginsburg, O. (2012). Concept mapping with South Asian immigrant women: Barriers to mammography and solutions. *Journal of Immigrant and Minority Health, 14*, 242-250.

Alvik, A., Heyerdahl, S., Haldorsen, T., & Lindemann, R. (2006). Alcohol use before and during pregnancy: A population-based study. *Acta Obstetricia et Gynecologica Scandinavica, 85*, 1292-1298.

Applegate, J. L., & Sypher, H. E. (1988). A constructivist theory of communication and culture. In Y. Y. Kim, & W. B. Gudykuns (Eds.), *Theories in Intercultural Communication*. Beverly Hills, CA: Sage Publications. pp.41-65.

Aronson, J. (1995). A pragmatic view of thematic analysis. The Qualitative Report, 2, 1 - 3 . (http://nsuworks.nova.edu/tqr/vol2/issl/3)

Attride-Stirling, J. (2001). Thematic networks: An analytic tool for qualitative research. *Qualitative Research, 1*, 385-405.

Berelson, B. (1952). *Content Analysis in Communication Research*. NewYork, NY: Free Press.

Boyatzis, R. E. (1998). *Transforming Qualitative Information: Thematic Analysis and Code Development*. London: Sage Publications.

Braun, V., & Clarke, V. (2006). Using thematic analysis in psychology. *Qualitative Research in Psychology, 3*, 77-101.

Clark, V., & Braun, V. (2013). Teaching thematic analysis: overcoming challenges and developing strategies for ettective learuing. *Psychologist, 26*, 120-123.

Fereday J., & Muir-Cochrane, E. (2006). Demonstrating rigor using thematic analysis: A hybrid approach of inductive and deductive coding and theme development. *International Journal of Qualitative Methods, 5*, 80-92.

Figueiredo, M., Fries, E., & Ingram, K. (2004). The role of disclosure patterns and unsupportive social interactions in the well-being of breast cancer patients. *Psycho-Oncology, 13*, 96-105.

Glaser, B., & Strauss, A. L. (1967). The Discovery of Grounded Theory: Strategies for Qualitative Research. Chicago, IL: Aldine.

Guest, G., MacQueen, K. M., & Namey, E. E. (2012). *Applied Thematic Analysis*. London: Sage Publications.

Guest, G., & McLellan, E. (2003). Distinguishing the trees from the forest: Applying cluster analysis to thematic qualitative data. *Field Methods, 15*, 186-201.

Hewitt, J. P. (2003). *Self and Society: A Symbolic Interactionist Social Psychology*

(9 th ed.). Boston, MA: Pearson Education.
Joff, H., & Yardley, L. (2004). Content and thematic analysis. In D. F. Marks, & L. Yardley (Eds.), *Research Methods for Clinical and Health Psychology*. London: Sage Publications.
Kane, M., & Trochim, W. (2006). *Concept Mapping for Planning and Evaluation*. Thousand Oaks, CA: Sage Publications.
川喜田二郎 (1967). 発想法―創造性開発のために―. 中央公論新社.
King, E. (1996). The use of the self in qualitative research. In J.T.E. Richardson (Eds.), *Handbook of Qualitative Research Methods for Psychology and the Social Sciences*. Leicester: The British Psychological Society.
木下康仁 (2003). グラウンデッド・セオリー・アプローチの実践. 弘文堂.
黒田裕子 (2012). 黒田裕子の看護研究―step by step―. 第4版. 医学書院. pp.77-88.
Lelong, N., Kaminski, M., Chwalow, J., Bean, K., & Subtil, D. (1995). Attitudes and behaviour of pregnant women and health professionals towards alcohol and tobacco consumption. *Patient Education and Counselling*, *25*, 39-49.
Leventhal, H., Nerenz, D. R., & Steele, D. J. (1984). Illness representations and coping with health threats. In A. Baum, S. E. Taylor, & J. E. Singer (Eds.), *Handbook of Psychology and Health: Social Psychological Aspects of Health*. Vol. 4. Hillsdale, NJ: Lawrence Erlbaum.
Leventhal, H., Meyer, D., & Nerenz, D. (1980). The common sense model of illness danger. In S. Rachman (Ed.), *Medical Psychology*. Vol. 2. New York: Pergamon.
Lincoln, Y. S., & Guba, E. G. (1985). *Naturalistic Inquiry*. Newbury Park, CA: Sage Publications.
Mead, G. H. (1913). The social self. *Journal of Philosophy, Psychology, and Scientific Methods*, *10*, 374-380.
Merton, R. K. (1975). Thematic analysis in science: Notes on Holton's concept. *Science*, *188* (4186), 335-338.
Patton, M. Q. (2001). *Qualitative Research and Evaluation Methods*. 2. Thousand Oaks, CA: Sage Publications.
Raymond, N., Beer, C., Glazebrook, C., & Sayal, K. (2009). Pregnant women's attitudes towards alcohol consumption. *BMC Public Health*, *9*, 175. doi:10.1186/1471-2458-9-175.
佐藤郁哉 (2008). 質的データ分析―原理・方法・実践―. 新曜社.
Smith, J. A., Jarman, M., & Osborn, M. (1999). Doing interpretative phenomenological analysis. In M. Murray, & K. Chamberlain (Eds.), *Qualitative Health Psychology: Theories and Methods*. London: Sage Publications.
Strauss, A., & Corbin, J. (1998). *Basics of Qualitative Research: Techniques and Procedures for Developing Grounded Theory* (2 nd ed.). London: Sage Publications.

Taylor, G. W., & Ussher, J. M. (2001). Making sense of S & M: A discourse analytic account. *Sexualities, 4*, 293-314.

Testa, M., & Reifman, A. (1996). Individual differences in perceived riskiness of drinking in pregnancy: Antecedents and consequences. *Journal of Studies on Alcohol, 57*, 360-367.

Tsuchiya, M. (2015). Lay beliefs, knowledge, and attitudes towards cancer: A pilot study in Japan. *Asian Pacific Journal of Cancer Prevention, 16*, 3247-3251.

Tsuchiya, M., & Horn, S. (2009). An exploration of unmet information needs among breast cancer patients in Japan: A qualitative study. *European Journal of Cancer Care, 18*, 149-155.

Tsuchiya, M., Horn, S., & Ingham, R. (2012a). Information provision and problem-solving processes in Japanese breast cancer survivors with lymphoedema symptoms. *Scandinavian Journal of Caring Sciences, 20*, 53-60.

Tsuchiya, M., Horn, S., & Ingham, R. (2012b). Development of the Psycho-social Discomfort Scale (PsDS): Investigation of psychometric properties among Japanese breast cancer survivors. *Psycho-Oncology, 21*, 161-167.

Tsuchiya, M., Horn, S., & Ingham, R. (2015). Social disclosure about lymphoedema symptoms: A qualitative study among Japanese breast cancer survivors. *Psychology, Health and Medicine, 20*, 680-684.

土屋雅子・齋藤友博(2011). 看護・医療系研究のためのアンケート・面接調査ガイド. 診断と治療社. pp.17-24.

Yoo, G. J., Aviv, C., Levine, E. G., Ewing, C., & Au, A. (2010). Emotion work: Disclosing cancer. *Supportive Care in Cancer, 18*, 205-215.

事項索引

A
flexible　14
"Garbage in, garbage out"　10
in vivo code　19
Thematic analysis（TA）　13

あ
一貫性の検証方法　25
インタビューガイド　8, 28, 38, 52
演繹的TA　27
演繹的分析手法　14, 16

か
解釈的現象学的分析　7
関わり技法　10
語りの選択および表記に関する注意事項　67
「記述を超える」　26
基準サンプリング　16
帰納的分析手法　14, 16
協力者の語りを用いて結果をまとめる方法　66
協力者の属性の示し方　65
グラウンデッド・セオリー　7
クラスター分析　68
研究意義　6
研究目的　6, 27, 37
厳密性（rigour）　2
コーディング　18, 29, 39, 53
　構造的――　18
　――ユニット　18, 29, 39, 53
コード（thematic code）　21, 31
　――ブック　19, 43, 55, 59

コンセプトマッピング（concept mapping）　73

さ
サンプリング方法　7, 28, 38, 52
質的調査研究準備状況チェックリスト　5
指導者　11
主観性　1
深層化面接（in-depth interview）　8
信頼性　25, 34, 61
セッティング　9, 28, 38, 52
先行研究の結果との相違性を見出す方法　73, 76
先行研究の結果との類似性を見出す方法　73

た
逐語録　11, 29, 39, 53
追求質問（probing）　8
同時生起確率行列　68
取り入れと除外条件　28, 37
トレーニング　11

な
内容分析　7

は
ハイブリッドアプローチ　14, 17, 51
半構造化面接（semi-structured interview）　8
比較　22, 23, 29, 39, 53
プロセスを重視　1

文献検索　6
分析結果を数量化する方法　68
分析手法　14
分析プロセスの可視化　2
分析ユニット　17, 29, 39, 53

ま
ミックスドメソッド（補完的方法）　14,

37
無作為抽出法　16
目的的サンプリング　15

ら
リサーチクエスチョン　1

人名索引

A
Ahmad, F.　70
Alvik, A.　30
Applegate, J. L.　3
Aronson, J.　13
Attride-Stirling, J.　13

B
Berelson, B.　7, 68
Boyatzis, R. E.　7, 10, 13-18, 25-27, 31, 37, 43, 51, 67
Braun, V.　13, 14, 17

C
Clark, V.　13, 14, 17
Corbin, J.　7, 13, 73

F
Feigueiredo, M.　76
Fereday, J.　13

G
Glaser, B.　19
Guba, E. G.　25
Guest, G.　13, 14, 17, 18, 22, 67, 69, 83

H
Hewitt, J. P.　56
Horn, S.　49

J
Joff, H.　13

K
Kane, M.　73
川喜田二郎　7
King, E.　3
木下康仁　7
黒田裕子　1, 2

L
Lelong, N.　30
Leventhal, H.　74, 75
Lincoln, Y. S.　25

M
Mclellan, E.　70
Mead, G. H.　56
Merton, R. K.　13

P
Patton, M. Q.　16

R
Raymond, N.　27-35
Reifman, A.　30

S
齋藤友博　2, 10
佐藤郁哉　10, 18
Smith, J. A.　7
Strauss, A　7, 13, 73
Strauss, A. L.　19
Sypher, H. E.　3

T
Taylor, G. W.　14
Testa, M.　30
Trochin, W.　73
土屋雅子（Tsuchiya, M.）　2, 10, 37, 40-42, 45, 46, 49, 51, 54, 55, 58, 59, 62, 66, 68, 69, 73, 74, 76

U
Ussher, J. M.　14

Y
Yoo, G. J.　76

著者紹介
土屋雅子(つちや みやこ)
武蔵野大学看護学研究所客員研究員
国立がん研究センターがん対策研究所
　医療提供・サバイバーシップ政策研究部研究員
最終学歴：University of Southampton, Faculty of Medicine, Health & Life Sciences, School of Psychology（2008）
Ph. D.
CPsychol，専門健康心理士
主著に，『看護・医療系スタッフのための質問紙作成ワークブック』（単著，診断と治療社，2014），『看護・医療系研究のためのアンケート・面接調査ガイド』（共著，診断と治療社，2011）など。

テーマティック・アナリシス法
インタビューデータ分析のためのコーディングの基礎

2016年10月20日	初版第1刷発行	定価はカヴァーに
2025年1月30日	初版第4刷発行	表示してあります

　　　　　　　著　者　土屋雅子
　　　　　　　発行者　中西　良
　　　　　　　発行所　株式会社ナカニシヤ出版
　　　　〒606-8161　京都市左京区一乗寺木ノ本町15番地
　　　　　　　　　　　Telephone　075-723-0111
　　　　　　　　　　　Facsimile　075-723-0095
　　　　　　　Website　http://www.nakanishiya.co.jp/
　　　　　　　Email　iihon-ippai@nakanishiya.co.jp
　　　　　　　　　　　郵便振替　01030-0-13128

装幀＝白沢　正／印刷・製本＝亜細亜印刷
Printed in Japan
Copyright ©2016 by M. Tsuchiya
ISBN978-4-7795-1077-9

◎Excel，Nvivo など，本文中に記載されている社名，商品名は，各社が商標または登録商標として使用している場合があります。なお，本文中では，基本的にTMおよびRマークは省略しました。
◎本書のコピー，スキャン，デジタル化等の無断複製は著作権法上での例外を除き禁じられています。本書を代行業者等の第三者に依頼してスキャンやデジタル化することはたとえ個人や家庭内の利用であっても著作権法上認められておりません。

社会調査のための計量テキスト分析［第2版］
内容分析の継承と発展を目指して
樋口耕一 著

社会調査などの研究で盛んに用いられている実績あるテキスト型データ分析用フリーソフト、「KH Coder」の利用方法と実際の解析事例を紹介する。よりよい分析のために研究事例のレビューを増補し、KH Coder3 にも対応した待望の第2版。

B5判 264頁 2800円

動かして学ぶ！ はじめてのテキストマイニング
フリー・ソフトウェアを用いた自由記述の計量テキスト分析
樋口耕一・中村康則・周景龍 著

学術論文や企業などで幅広く使われている定評あるフリーソフトウェア「KH Coder」を使ったテキストマイニングを、開発者自らがやさしく解説。事例を手順を追って解説することで、誰でもテキスト分析ができるようになるやさしい入門書。

B5判 140頁 2200円

やってみよう！ 実証研究入門
心理・行動データの収集・分析・レポート作成を楽しもう
古谷嘉一郎・村山 綾 編

代表的な6つの心理学研究法を統計やライティング、研究の心構えとともにコンパクトに解説。心理学研究に興味があるが何から始めたらよいのかわからないあなたの「困った」が「ワクワク」に変わる。本書に沿ってやってみよう！

B5判 216頁 2600円

内容分析の方法［第2版］
有馬明恵 著

メッセージ内容の客観的・体系的かつ科学的分析の技術を、コーディングシートとテキストマイニングの2つに分けて解説。秀逸な先行モデルを参照し、客観的・体系的かつ科学的に分析することで、論理的かつより魅力的・立体的な考察へと導く。

A5判 142頁 1600円

質問紙デザインの技法［第2版］
鈴木淳子 著

「質問紙作成は、日本語がわかる人ならだれでも簡単にできる単純作業」という考えは大きな誤解。自分のたずねたい質問を並べるだけの質問紙から卒業するには？　質問紙法の計画・準備・技法そして倫理的配慮まで体系的に解説した初版に大幅加筆した第2版！

A5判 256頁 2800円

調査的面接の技法［第2版］
鈴木淳子 著

科学的な情報収集・分析・記述を目的とする調査的面接の技法に関する、体系的・実践的な入門書の改訂版。面接のガイドライン、スキル、理論に関する基礎知識からデータ分析、報告書の作成まで分かりやすく解説する。

A5判 208頁 2500円

表示の価格は本体価格です。

人間科学研究法ハンドブック［第2版］

高橋順一・渡辺文夫・大渕憲一 編

人間科学全般にわたった実証研究の方法論と技法を網羅した，卒論・修論（指導）必携好評書。初版では英文で書かれていた倫理の章を邦訳し，文献調査の方法を大幅に更新したほか，各章の内容も時代にあわせて更新。

B5判 296頁 2800円

早わかり混合研究法

J. W. クレスウェル 著
抱井尚子 訳

混合研究法を始めようとする読者の入り口として，定義や手順，基本的スキルなど，重要なポイントがぱっと読んでつかめるよう，コンパクトにまとめた。広汎な内容は扱わないが，方法論を理解するために必要な基礎を解説する。

A5判 168頁 2400円

コミュニケーション研究法

末田清子・抱井尚子・田崎勝也・猿橋順子 編

コミュニケーションの何を明らかにしたいのかによって研究手法は選ばなければならない。本書では，研究倫理などの心構えから，フィールドワークや実験法，質問紙法，統計まで，多彩な研究手法を網羅して解説する。

B5判 291頁 3200円

あなたへの社会構成主義

K・J・ガーゲン 著
東村知子 訳

心とは？ 自己とは？ 事実とは？ より豊かな未来につながる"対話"のために，ガーゲンが今，世界の「常識」を問い直す。新たな"対話"の可能性を拓く実践的・社会構成主義入門。

A5判 378頁 3500円

社会構成主義の理論と実践
関係性が現実をつくる

K・J・ガーゲン 著
永田素彦・深尾誠 訳

社会変革のための人間科学を目指して——。既存諸科学の脱構築を標榜する社会構成主義アプローチ。そのバイブルたる大著，ついに翻訳。

A5判 462頁 5800円

関係からはじまる
社会構成主義がひらく人間観

K・J・ガーゲン 著
鮫島輝美・東村知子 訳

社会構成主義の第一人者ガーゲンが，独自の関係論から世界を徹底的に記述しなおし，新たな知の地平を切り開く。存在を隔てる壁を無効にし，対立を乗り越える未来への招待状。PROSE Awards（心理学部門，2009年度）受賞作。

A5判 512頁 5000円